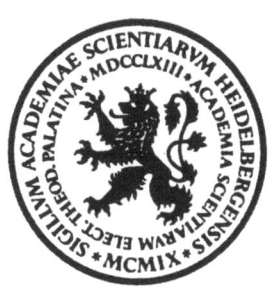

Sitzungsberichte der Heidelberger Akademie der Wissenschaften
Mathematisch-naturwissenschaftliche Klasse
Jahrgang 1993/94, 3. Abhandlung

Gerhard Bräunig   Wilhelm Doerr

Die Pathologen der Rheinpfalz

*Vorgelegt in der Sitzung vom 2. Juli 1994
von Wilhelm Doerr*

Springer-Verlag
Berlin Heidelberg New York
London Paris Tokyo
Hong Kong Barcelona
Budapest

Dr. med. Gerhard Bräunig
Arzt für Frauenheilkunde
Mozartstr. 36A
D-69214 Eppelheim

Prof. Dr. Dres. h.c. Wilhelm Doerr
em. Direktor des Pathologischen Instituts
der Universität Heidelberg
Im Neuenheimer Feld 220-221
D-69120 Heidelberg

Mit 19 Abbildungen

Die Deutsche Bibliothek - CIP-Einheitsaufnahme
Heidelberger Akademie der Wissenschaften / Mathematisch-Naturwissenschaftliche Klasse: Sitzungsberichte der Heidelberger Akademie der Wissenschaften, Mathematisch-Naturwissenschaftliche Klasse. - Berlin; Heidelberg; New York; London; Paris; Tokyo; Hong Kong; Barcelona; Budapest: Springer
Früher Schriftenreihe
Jg. 1994/94, Abh. 3. Bräunig, Gerhard: Die Pathologen der Rheinpfalz. - 1994
Bräunig, Gerhard: Die Pathologen der Rheinpfalz / Gerhard Bräunig; Wilhelm Doerr. - Berlin; Heidelberg; New York; London; Paris; Tokyo; Hong Kong; Barcelona; Budapest: Springer, 1994
(Sitzungsberichte der Heidelberger Akademie der Wissenschaften, Mathematisch-Naturwissenschaftliche Klasse; Jg. 1993/94, Abh. 3)
ISBN-13: 978-3-540-58375-2   e-ISBN-13: 978-3-642-46811-7
DOI: 10.1007/978-3-642-46811-7

Dieses Werk ist urheberrechtlich geschützt. Die dadurch begründeten Rechte, insbesondere die der Übersetzung, des Nachdrucks, des Vortrags, der Entnahme von Abbildungen und Tabellen, der Funksendung, der Mikroverfilmung oder der Vervielfältigung auf anderen Wegen und der Speicherung in Datenverarbeitungsanlagen, bleiben, auch bei nur auszugsweiser Verwertung, vorbehalten. Eine Vervielfältigung dieses Werkes oder von Teilen dieses Werkes ist auch im Einzelfall nur in den Grenzen der gesetzlichen Bestimmungen des Urheberrechtsgesetzes der Bundesrepublik Deutschland vom 9. September 1965 in der jeweils geltenden Fassung zulässig. Sie ist grundsätzlich vergütungspflichtig. Zuwiderhandlungen unterliegen den Strafbestimmungen des Urheberrechtsgesetzes.

© Springer-Verlag Berlin Heidelberg 1994

Die Wiedergabe von Gebrauchsnamen, Handelsnamen, Warenbezeichnungen usw. in diesem Werk berechtigt auch ohne besondere Kennzeichnung nicht zu der Annahme, daß solche Namen im Sinne der Warenzeichen- und Markenschutz-Gesetzgebung als frei zu betrachten wären und daher von jedermann benutzt werden dürften.

Produkthaftung: Für Angaben über Dosierungsanweisungen und Applikationsformen kann vom Verlag kein Gewähr übernommen werden. Derartige Angaben müssen vom jeweiligen Anwender im Einzelfall anhand anderer Literaturstellen auf ihre Richtigkeit überprüft werden.

SPIN 10477348   25/3140 - 5 4 3 2 1 0 - Gedruckt auf säurefreiem Papier

Herrn Professor Dr. Kurt Wegener,
Direktor des Pathologischen Institutes der Städtischen Kliniken
Ludwigshafen/Rh
zur Vollendung des 60. Lebensjahres am 26. September 1994

mit Gruß und Dank und Glückwunsch von
Gerhard Bräunig und Wilhelm Doerr

Die Pathologie als Teilgebiet der wissenschaftlichen Heilkunde hat sich im Laufe des 19. Jahrhunderts in der Welt des Abendlandes entwickelt. Ihre geistigen Voraussetzungen reichen viel weiter zurück (Doerr 1974). Das, was wir heute „Pathologie" nennen, ist im wesentlichen „Pathologische Anatomie" und wurde durch das Dreigestirn Jean Cruveilhier (1791–1874), Carl v. Rokitansky (1804–1878) und Rudolf Virchow (1821–1902) erarbeitet und charakterisiert. Die Institutionalisierung der Pathologie erfolgte zögernd (Pantel 1990). Wenn man bedenkt, worauf Paul Ernst mehrfach hingewiesen hatte (1934), daß also zur *gleichen* Zeit die geistige Entwicklung der Medizin von der Naturphilosophie über die naturhistorische Betrachtungsweise zur bewußt akzeptierten Naturwissenschaft ablief, muß man fragen, wie es sein konnte, daß auf geographisch umschriebenem Territorium nicht weniger als fünf (!) *Pathologen von Weltgeltung* hatten hervorgehen können.

Vergleichbare Entwicklungsgänge bestimmter Gelehrtengruppen und Begabungstypen hat es auch sonst gegeben. Wir erinnern uns an die Schaffhauser Ärzteschule mit Johann Jacob Wepfer (1620–1695), Johann Conrad Brunner (1653–1727), Johann Conrad Peyer (1653–1712), Christoph Harder (1625–1689) und Johannes Wepfer (1657–1711). Viele erregende Einzelheiten finden sich in den „Briefen hervorragender Schweizer Ärzte" (C. Brunner und W. v. Muralt 1919), freilich das 17. Jahrhundert, also eine Zeit 200 Jahre vor jener betreffend, die uns beschäftigen soll. Wer *alles* wissen will, besonders mit Bezug auf das 18. und 19. sc., sei auf Virchow's Festrede „Hundert Jahre allgemeiner Pathologie" (1895) verwiesen. Endlich: Vor Jahren hatte uns die eigenartige Tatsache bewegt, daß Rokitansky und Virchow, wenn auch an räumlich weit auseinander gelegenen Orten (Königgrätz in Böhmen und Schivelbein in Pommern), so doch dem gleichen Grad östlicher Länge (Schivelbein 15, 70°, Königgrätz 15, 72°) geboren wurden. Wer aus der Heidelberger Schule hervorgegangen ist, muß an Willy Hellpach und seine „Geopsychischen Erscheinungen" (1917) denken. Wer das Glück hatte, Hellpach persönlich zu kennen, versteht ohne weiteres, wie wir hatten dazu kommen können, geographische Prämissen im weiteren Sinne als für die Differenzierung bestimmt-charakterisierbarer beruflicher Grundstrukturen *mitbestimmend* anzusetzen.

Als der eine von uns am 01. Mai 1933 in Heidelberg mit dem Medizinstudium begonnen hatte, selbst aber ein „Landfremder" war, stellte er sehr bald und zu seinem Staunen fest, daß etwa die Hälfte der Commilitonen aus der „Pfalz" stammte. Man merkte dies an der Sprache, an der temperamentvollen Art, sich zu geben, an der fast grenzenlosen Fähigkeit, fröhlich zu sein oder etwa gerade auch sub specie corporationum akademische Feste zu feiern und stilvoll durchzustehen. Später – nach 1939 – stand man mit den Pfälzern in Reih und Glied und lernte sie im Kriege als zuverlässige

Kameraden kennen und achten. Die „napoleonische Flurbereinigung", nach der Zerschlagung des Gebietes des alten Deutschen Reiches, brachte die bis 1945 gültige Gebietsordnung: 1803 reichsrechtliche Abtretung des Territorium, 1814/15 Rückgabe desselben an das Reich, 1816 an das Königreich Bayern. Die Pfalz wurde 1816 zu einem bayerischen Nebenland gemacht, man bezeichnete es von 1817 an als „Bayerischen Rheinkreis", nach 1833 als „Rheinbaiern". Das heutige Bundesland „Rheinland-Pfalz" umfaßt ganz unterschiedliche Kulturräume und hat dennoch eine lebensfähige Einheit bewiesen. *Uns* geht es um die Rheinpfalz im eigentlichen Sinne (Abb. 1). Man hat sie als den „Garten Deutschlands" bezeichnet (Heupel 1983). Vielfalt und Wandel bestimmen den Charakter der Landschaft. Südlich der Queich begegnet man den Ausläufern der Vogesen, nördlich der Queich dem Haardtgebirge. „Die bloße Luft der sonnigen Hügel mache den Haardtpfälzer gescheiter" (W. H. Riehl 1857). Karl Kollnig lobte den witzigen Geist dieses Volksschlages. Der Hinterpfälzer zeichne sich durch Ernsthaftigkeit, der Vorderpfälzer durch Leichtlebigkeit aus. Was ist das Besondere des Pfälzers? Es sind wohl drei ethnisch, aber auch konfessionell vergleichbare Abschnitte (Schaab 1992):

(1.) der alemannisch-fränkische Gegenzug,
(2.) die deutsche Gesinnung und die mehr als 100 Jahre bestehende französische Gesetzes (Rechts)-Struktur,
(3.) die dem pfälzischen Menschen immanente Toleranz.

Vielfach hat sich bestätigt, daß der „Vorderpfälzer" spekuliert, der „Westricher" sinniert, – das soll heißen, daß der Ostpfälzer laut und temperamentvoll raisonniert, nämlich fehlende Vernunftargumente durch Stimmengewalt kompensiert („Pfälzer Krischer"), der Mensch aus der westlichen Pfalz von ernster Grundstimmung und eher nachdenklich ist. Der liebenswürdigste Zug der Pfälzer ist ihr Humor!

So einleuchtend Hellpachs Lehre von der *„Geopsyche"* ist, so muß doch bedacht werden, daß gerade während der Zeit, in der unsere Pathologen „gewachsen" sind, die „industrielle Revolution" den wirtschaftlichen Charakter und die soziologische Struktur der „Ostpfalz" entscheidend verändert (Teerfarbenindustrie, BASF seit 1865) hatte. Gleichwohl dürfen wir aber betonen, daß „unsere" Forscher aus autochthonem, d.h. nicht durch die rasante Umstrukturierung bestimmten Milieu hervorgegangen sind.

Welche Pathologen sollen uns beschäftigen? Wir meinen,

1. J. Arnold (1835–1915),
2. O. v. Bollinger (1843–1909)
3. Fr. W. Zahn (1845–1904),
4. F. Nissl (1860–1919),
   und
5. Th. Fahr (1877–1945)

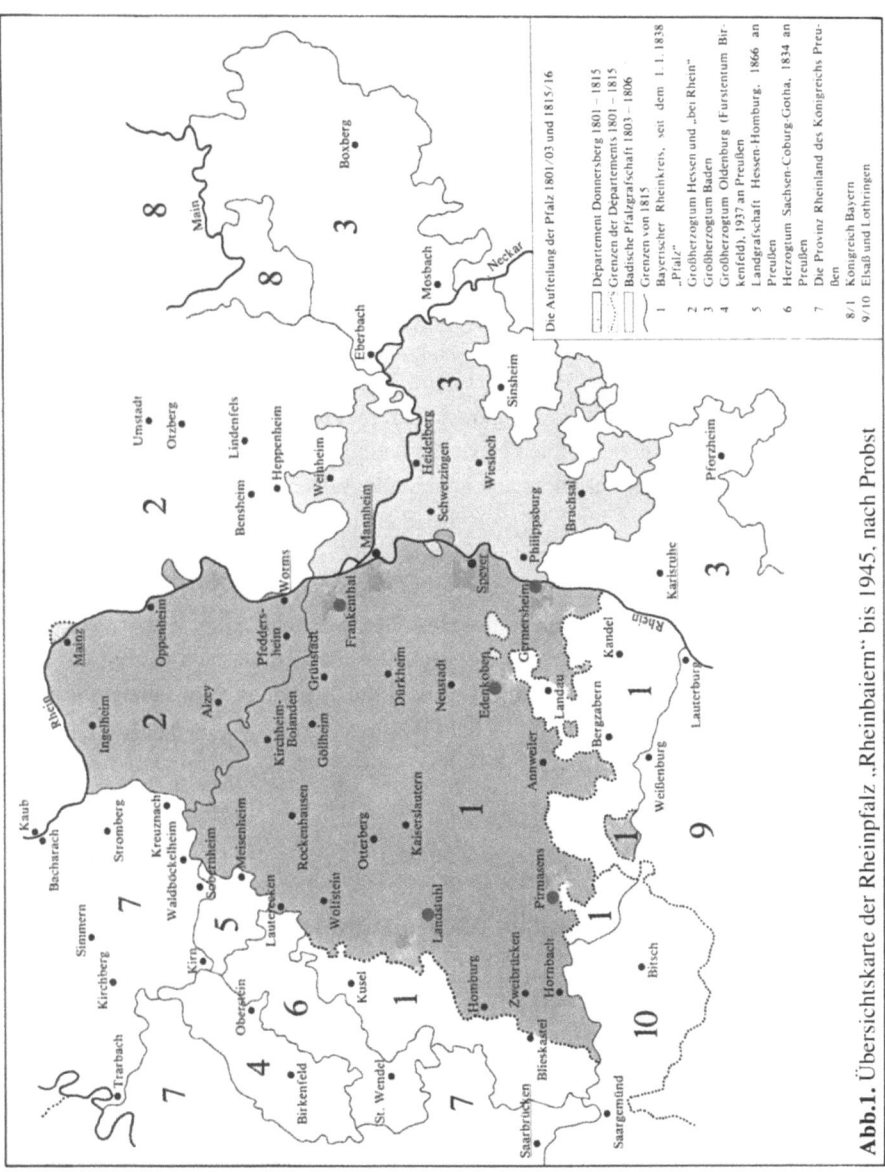

Abb. 1. Übersichtskarte der Rheinpfalz „Rheinbaiern" bis 1945, nach Probst

seien *die* Pfälzer, welche Weltgeltung erworben hatten. Leben und Werk dieser Großen sollen charakterisiert und schließlich daraufhin betrachtet werden, ob und inwieweit pfalzspezifische Merkmale erkennbar zu machen sind. Nur mehr anhangsweise mögen drei Fachcollegen bedacht werden, deren wissenschaftlicher Rang – bei allem Respekt – geringer eingestuft werden muß:

1. P. Schneider (1879–1961),
2. R. Hanser (1884–1957),
3. C. H. Velten (1908–1975).

Derzeit lebende Collegen werden nicht präsentiert, obwohl sie in der Pfalz amtieren; aber sie sind keine Pfälzer nach Familie und Geburt, gehören also nach der Thematik nicht in unsere Untersuchung. Wir dürfen daher noch einmal die Merkmale für unsere Personenwahl präzisieren: Die Pathologen, die wir würdigen, sind

(1.) entweder geborene Pfälzer,
(2.) oder ihre Familien waren unzweifelhaft rheinpfälzischer Abstammung.

Unseren Kandidaten eignen die pfälzischen Kardinaltugenden: Schärfe des Verstandes, schnelle Auffassungsgabe, glücklicher Takt in der Beurteilung dessen, was das Leben ihnen darbietet, vielfach gepaart mit einer Fülle praktischer Begabungen. Wilhelm Heinrich Riehl hat überzeugend dargelegt: Der dem Pfälzer eigene „fränkische Verstand" dringe nicht „durch die Sonde des kritischen Geistes" in das Wesen der Welt ein, sondern durch *„Wesensschau"*. Hierfür seien die Arbeiten des Nicolaus von Kues, des Agrippa von Nettesheim, aber auch Goethes beweisend. „Der Deutsche hat für den Complex des Daseyns eines *wirklichen Wesens* das Wort Gestalt" (Goethe 1817). Fränkische Wendigkeit finde sich vielfach vereint mit alemannischem Freiheitssinn und klarer Urteilsbildung. Eben dies bedeutet „Gestaltsichtigkeit", und auf diese kommt es bei Pathologen in höchstem Maße an, – biotechnisch, ideell, geistig (Doerr 1989). *Der Charakter der Pfälzer hat sich unter bayerischer Herrschaft herausgebildet!*

Die großen Pfälzer Pathologen

I. Julius Arnold

Die Familie stammte ursprünglich aus Holland. Sie siedelte sich im 17. sc in der Pfalz an und lebte in Edenkoben. Der Familienname lautete damals „van Anton". Arnold van Anton kam 1680 (nach anderer Überlieferung 1688) nach Edenkoben, und zwar als Erzieher der Söhne des französischen Generals Mélac. Dieser hatte den Befehl seines Königs (Louis XIV.) „brûlez le palatinat" so vollständig wahrgemacht und erfüllt, daß kein ehrliebender Pfälzer mit Mélac und seinen Soldaten etwas zu tun haben wollte. Die Verwüstungen Heidelbergs und seiner Umgebung (1689 und 1693) wurden von dem berühmten Johann Conrad Brunner, dem kurpfälzischen Leibarzt, Entdecker der „Brunnerschen Drüsen" und vielem anderen („Experimenta nova circa pancreas" etc.) erschütternd beschrieben.

Die Pathologen der Rheinpfalz

Arnold van Anton heiratete Maria Klara Schuster und wechselte jetzt den Namen. Er nannte sich unter gleichzeitiger Trennung von Mélac Anton Arnold, d. h. die Sequenz von Vor- und Zunamen wurde getauscht! Anton Arnold hatte zwei Söhne (Philipp, katholisch, die Linie erlosch; Wilhelm, reformiert, die Linie lebt noch heute). Wilhelm Arnold war der Großvater des späteren Heidelberger Anatomen Friedrich Arnold (1803–1890; Friedrich wurde in Edenkoben geboren). Max Fürbringer hat in „Heidelberger Professoren aus dem 19. Jahrhundert" (Heidelberg 1903) die Heimat Arnolds liebevoll beschrieben:

„Das Städtchen Edenkoben gehörte zu den schönsten und glücklichsten Teilen der südlichen Rheinpfalz mit ihrer frischen lebhaften und betriebssamen Bevölkerung, inmitten von Wein-, Obst und Edelkastanienpflanzungen freundlich und anmutig gelegen ...".

Friedrich Arnold, der Vater also unseres Julius, war Professor ordinarius der Anatomie und Physiologie in Zürich (1834), Freiburg i. Br. (1840), Tübingen (1845) und Heidelberg (1852), – gab sobald als den Umständen nach möglich die Physiologie auf, war ein unendlich sorgfältiger Arbeiter auf dem Gebiet der analysierenden Morphologie, ein begeisternder akademischer Lehrer *und* erfolgreich bei der Bewältigung sog. akademischer Selbstverwaltung (Rektor in Zürich 1839, in krisenhafter, die Existenz der jungen Zürcher Universität [gegründet 1833] gefährdender Zeit! Prorektor in Heidelberg 1854), emeritiert Heidelberg 1873, und hochgeachtet, geehrt, geliebt und bewundert verstorben im Jahre 1890 ebendort. Er war der Prototyp des gebildeten Rheinpfälzers! Julius, *unser* Pathologe, kam 1835 in Zürich zur Welt. Er ist ein Pfälzer der Herkunft und Familientradition nach.

Julius' Mutter hieß Ida Eberhardine von Gock. Sie war die Tochter des Stiefbruders von Friedrich Hölderlin. Julius erhielt eine besonders sorgfältige humanistische Grundausbildung in Esslingen. Er kam mit 17 Jahren nach Heidelberg. Die rheinpfälzische Herkunft, die schwäbische Mutter, der erlebte und vielleicht auch erlittene Humanismus dürften bestimmend für Julius' Charakterbildung gewesen sein. Wenn es wahr ist, was Bruno Snell (1986) festgehalten hat, daß das Wort „Humanismus" 1808 von einem bayerischen Gymnasiallehrer geprägt wurde, der ein Freund Hegel's gewesen war, ahnt man die konvergierenden Kräfte der Menschen-, Charakter- und Persönlichkeitsbildung der süd- und südwestdeutschen Ausbildungsbeflissenen. In der Sprache ist die Natur des menschlichen Geistes angelegt, die sich erst voll entfaltet in der Entwicklung der menschlichen Reife, schlußendlich im philosophischen Denken und Urteilen. Der Glaube, daß es Wahrheit, Schönheit und Recht gibt, ist das unverlierbare Erbe *der* Zeit, in welcher Julius Arnold heranwuchs.

Die 30-er Jahre des 19. sc bescherten der Welt viele Pathologen „ersten Ranges":
1833   Friedrich v. Recklinghausen
1834   Edwin Klebs und Ernst Neumann
1835   Julius Arnold und Carl Joseph Eberth
1836   Eduard v. Rindfleisch
1839   Julius Cohnheim

Man kann nicht von den „Pfälzern" berichten und die Aufeinanderfolge namhafter Pathologen des 4. Jahrzehntes des vergangenen Jahrhunderts ansprechen, ohne des genialen Professors der speziellen Pathologie und Therapie in Heidelberg *Wilhelm Erb* (1840–1921) zu gedenken. Erb (geboren in Winnweiler) trat 1883 die Nachfolge von Friedreich in Heidelberg an. Er hat als Direktor der Heidelberger Inneren Klinik die Neurologie begründet. Ihm gelang eine ganze Reihe von nosologischen Entdeckungen, besser Abgrenzungen: Dystrophia musculorum progressiva, Schulter-Arm-Lähmungen, Myotonie, Myasthenie, Claudicatio intermittens. Er hatte die Gabe, aus einer verworrenen klinischen Symptomatik das herauszuschälen, was Jean Martin Charcot in Paris eine Entité morbide genannt hatte (Doerr 1966).

Die Konkretisierung des eigenständigen Faches in Heidelberg gelang nur auf Umwegen. Zwar besitzt das Archiv des Heidelberger Pathologischen Institutes die Sektionsprotokolle seit 1841 (Höpker 1976).

Die älteren Protokolle tragen die Unterschriften von August Benjamin Puchelt, Karl v. Pfeufer, Theodor v. Dusch, Markus Höfele, Percy Pickford, Wilhelm Posselt, Benno Puchelt. Alle waren Kliniker. Eine damals geradezu selbstverständliche Zuwendung der autoptischen Bemühungen zur Inneren Medizin setzte mit den Berufungen von Karl Ewald Hasse (1852), Adalbert Duchek (1856) und Nicolaus Friedreich (1858) ein. Friedreich war der Motor für die Konstituierung eines Lehrstuhls für Pathologie in Heidelberg.

Am 26. Juli 1865 hatte die Heidelberger Medizinische Fakultät beschlossen, Friedrich v. Recklinghausen für einen Lehrstuhl der pathologischen Anatomie zu nominieren. Damals wurde Dr. Julius Arnold an nachgeordneter Stelle genannt. Im Falle seiner Berufung sollte Arnold sein Fach in Bindung an den Professor der speziellen Pathologie und Therapie, also den Internisten, vertreten. Am 09. August 1865 teilte das Großherzogliche Ministerium in Karlsruhe mit, man könne den Lehrstuhl jetzt noch nicht einrichten, die Etatmittel seien erschöpft. Tatsächlich besaßen die 60-er Jahre des vergangenen Jahrhunderts ihre politischen Besonderheiten für das Großherzogtum Baden (Dove 1902), und infolge davon auch finanzielle Stenosen. Immerhin meinte der Ministerialvertreter, man solle v. Recklinghausen, damals noch in Berlin, wissen lassen, daß man ihn 1866 berufen werde. Am 20. November 1865 ließ das Rektorat der Universität Heidelberg die Mediziner unterrichten, daß v. Recklinghausen jede Vorverhandlung abgelehnt habe und nach Würzburg gegangen sei. Man war verstimmt; die Fakultät scheint der Auffassung gewesen zu sein, daß die nicht sachgemäß geführte Kommunikation mit v. Recklinghausen schuld an dem Fehlschlag gewesen sei. Nunmehr arbeitete der Dekan Hermann v. Helmholtz, damals Vertreter der Physiologie in Heidelberg, ein sehr sorgfältiges Gutachten aus, das durchschlagenden Erfolg hatte: Der erbetene Lehrstuhl war plötzlich verfügbar geworden.

Helmholtz schrieb nach Erörterung der Qualifikation von nicht weniger als 6 Kandidaten: „Unter der Zahl der jüngeren Gelehrten ist der Fakultät keiner bekannt, welcher dem Dr. Arnold jun., Privatdozenten an der hiesigen Univesität, vorzuziehen wäre ...". Arnold sei durch Virchow selbst ... „als vollkommen befähigt" bezeichnet worden, das Fach in seinem ganzen Umfange zu vertreten. Arnold erhielt 1866 den Ruf auf das neu geschaffene Extraordinariat. Sein Einweisungsschreiben ist erhalten.

Arnolds medizinische Inauguraldissertation (1860) behandelte „Die Bindehaut der Hornhaut und der Greisenbogen"; sie eröffnete eine ganze Reihe feingeweblicher Untersuchungen am Sehorgan und den Nervenendigungen. Es folgten mehrere Bildungsreisen, nämlich nach Breslau, Prag, Wien und Berlin. Dort lernte er v. Recklinghausen persönlich kennen. Jener hatte die Versilberung der Gefäßendothelien eingeführt. Es war dies die Zeit der Auseinandersetzung mit Julius Cohnheim: Wo kommen die Eiterkörperchen her? Recklinghausen, der durch Injektion von Zinnoberpartikeln in die Schenkellymphsäcke beim Frosch die weißen Blutkörperchen farbmarkiert hatte, konnte Cohnheims ausschließlicher Annahme, daß ein entzündliches Exsudat nur aus der Blutbahn stamme, nicht ohne Vorbehalt folgen. Hier hinein spielen die Vorstellungen von Grawitz, aber auch Stricker, daß Entzündungszellen aus dem erkrankten Gewebe ex loco entstünden. Die aktuelle Debatte wurde von Doerr (1985) analysiert.

Wieder in Heidelberg hielt er Kurse der normalen und pathologischen Histologie gemeinsam mit Friedreich. Es waren die feinere Organisation der terminalen Blutstrombahn, Herkunft und Aufgaben der Leukocyten, schließlich die Frage, ob Blutplättchen durch Zerfall von Erythrocyten entstehen könnten, was ihn bewegte. Zu den *besonderen* Leistungen Arnolds gehört seine Untersuchung über das Verhalten der Wandungen der Blutgefäße bei der Emigration, also die *Entdeckung* der interendothelialen *Stomata bei Diapedesis*. Er war ein geschickter Experimentator, klärte die nach ihm sehr viel später so bezeichnete Arnold'sche Wirbelstellung der Monocyten im Grenzgebiet eines Tuberkels, erzeugte Pneumokoniosen durch Ruß, Ultramarin, Schmirgel und Sandsteinstaub, prüfte die Selbstreinigung der Lungen, endlich die fluktuierende Variabilität der individualistischen Zell- und Kerngestaltung bei bösartigen Geschwüsten.

1876 wurde das Pathologische Institut erbaut und bezogen; es wurde nach Arnolds Emeritierung (1907) von seinem Nachfolger P. Ernst durch einen besonderen Bau ergänzt (1911).

Aus Arnolds Feder stammt eine *Vielzahl kasuistischer Mitteilungen* (Herzmißbildungen, Teratome, Hydrencephalocele, Myelocystocele mit Sympudie, retrograde Embolie, Akromegalie, lymphatisches Gewebe in den Lungen, Divertikel des Herzens u.v.a.). Es ist Arnold ergangen wie unserem Fache überhaupt: *Im Anfang reizte das Außergewöhnliche und erst später, auf der Stufe der Reife, erblickte er das Wundbare im Alltäglichen* (P. Ernst 1915 und 1916).

Die *Ereignisse des deutsch-französischen Krieges* 1870/71 hatten den jungen Ordinarius sehr bewegt. Er schuf eine Monographie „Anatomische Beiträge zu der Lehre von den Schußwunden". Der Generalarzt der Badischen Lazarette hatte Arnold gebeten, die Obduktionen der an den Folgen der Verwundungen Verstorbenen im Reservelazarett Heidelberg vorzunehmen.

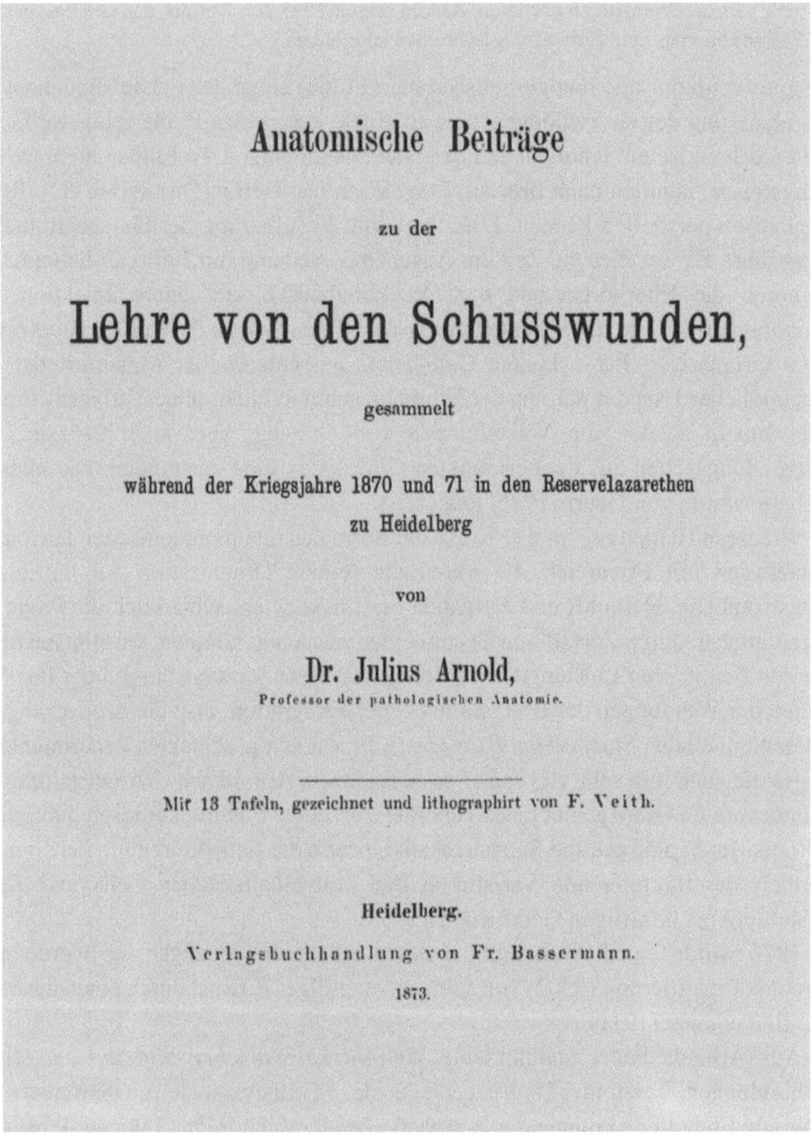

Anatomische Beiträge

zu der

Lehre von den Schusswunden,

gesammelt

während der Kriegsjahre 1870 und 71 in den Reservelazarethen
zu Heidelberg

von

Dr. Julius Arnold,
Professor der pathologischen Anatomie.

Mit 13 Tafeln, gezeichnet und lithographirt von F. Veith.

Heidelberg.
Verlagsbuchhandlung von Fr. Bassermann.
1873.

Abb. 2. Die Lehre von den Schußwunden

Wer selbst im Kriege als Pathologe tätig war, liest mit Hochachtung und Rührung von den hingebungsvollen Bemühungen des Obduzenten, pathologische Anatomie der Verwundungen und von deren Folgezuständen, gewöhnlich pyogene Allgemeininfektionen, mit eigener Hand darzustellen, kritisch und im Gespräch mit den behandelnden Ärzten zu beurteilen, um – Arnold schreibt dies ausdrücklich an zwei Stellen – *zur Tilgung der großen Schuld beizutragen* –, welche die Überlebenden bei der verlustreichen Auseinandersetzung mit dem Nachbarvolk gegenüber allen denen zu tragen hätten, die den Opfertod erleiden mußten. Hierin erkennt man das hohe Maß an sittlichem Ernst, an Kritik und Urteilsfähigkeit Arnolds gegenüber dem Zeitgeschehen.

Arnold hatte mit eigener Hand 173 Autopsien vorgenommen, und die am meisten eindrucksvollen Verletzungen – Schußwunden – präpariert und durch Lithographien darstellen lassen (Abb. 2; Abb. 3).
1870 wurde J. Arnold Ordinarius. Er war mehrfach Dekan der Medizinischen Fakultät und 1888 Prorektor der Universität (Abb. 4).

Der Leser möge sich erinnern: In der alten Zeit war der Großherzog „Rector magnificentissimus", der Rektor im heutigen Sinne führte die Amtsbezeichnung „Prorektor". Die akademische Prorektoratsrede hielt Arnold am Karl-Friedrich-Tage, dem 22. November 1888. Ihr Thema „Ueber den Kampf des menschlichen Körpers mit den Bakterien" war bezeichnend für die geistige Situation der damaligen Zeit, den ätiologischen Gedanken, getragen durch die stürmische Entwicklung der Mikrobiologie.

Die 80-er Jahre waren für die Arnoldsche Schule besonders erfolgreich. Seine Mitarbeiter Richard Thoma und Paul Ernst trugen Arnolds Ruf weit hinaus, *später* folgten Ernst Schwalbe und Walter Groß. Wie glücklich die Zusammenarbeit der Heidelberger Pathologen mit der Klinik gewesen sein muß, kann man aus den Lebenserinnerungen von Max Nonne entnehmen. Der berühmte Hamburger Nervenarzt berichtete über die „Klinisch-pathologische Konferenz" zwischen J. Arnold und Wilhelm Erb im Sommer 1883. Natürlich konnten klinische Diagnosen nicht immer durch den Pathologen bestätigt werden. Nonne schrieb hierzu: „Dann war es geradezu rührend und für uns angehende Ärzte vorbildlich, wie zart diese ‚Inkongruenz' von Arnold behandelt wurde"!
Schon in den späten 70-er Jahren wandte sich Arnold der Erforschung der „feineren Struktur der Zellen" unter normalen und pathologischen Bedingungen (1879, 1883) zu, mehrfach setzte er sich mit der „Anatomie" des miliaren Tuberkels auseinander (1881, 1882); er verstand es, die Zellinhalte (Glykogen in Myomzellen; siderofere und Fettkörnchenzellen; granuläre Fettsynthese) sichtbar zu machen (1890 bis 1903), und er hat sich mit der Technik der Blutuntersuchung (1896, 1897) befaßt. Seine Abhandlung zur Morphologie der intravasalen Gerinnung ist noch heute lesenswert. Zu Virchows 80. Geburtstag veröffentlichte Arnold eine bemerkenswerte Untersuchung „Über feinere Strukturen der Leber", d.h. einen Beitrag zur Granulalehre (1901). *Nach der Emeritierung* (1907) arbeitete der rüstige Sieb-

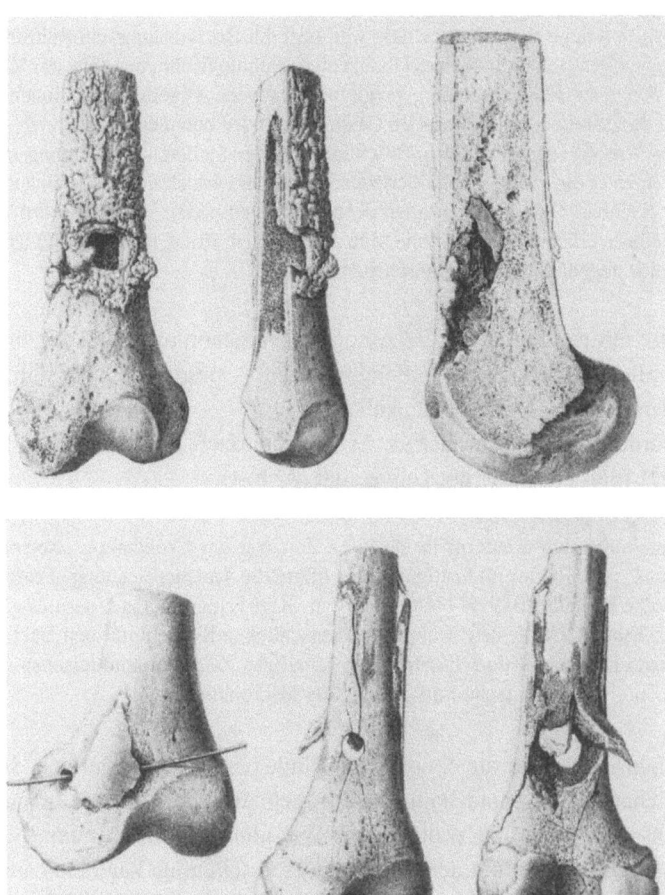

Abb. 3a, b. Beispiele der Arnoldschen Präparate. Schußfrakturen verschiedenen Alters. Die Verwundeten starben an septischen Folgekrankheiten. Imposant die reaktiven Callusbildungen, entstanden innerhalb relativ kurzer Zeit (Monaten!)

ziger mit größter Sorgfalt, Tag für Tag, an der „feineren Struktur der Zellen", besonders den Plasmastrukturen. „Seine Anschauungen über den Bau des Protoplasmas" verdichteten sich in der Plasmosomen-Granulalehre. Es ging ihm um die Erkennung der „Formbestandteile" des Protoplasma. Diese Granula seien nicht Fällungsprodukte, sondern aus der Matrix hervorgegangene Strukturbestandteile, also Organellen mit besonderen Aufgaben. Alle Befunde, erarbeitet mit den Mitteln und technischen Möglichkeiten seiner Zeit, faßte er in einem 471 Seiten umfassenden, durch vier prachtvolle mehrteilige Farbtafeln ausgestatteten, 1914, also im Jahr vor

Die Pathologen der Rheinpfalz 17

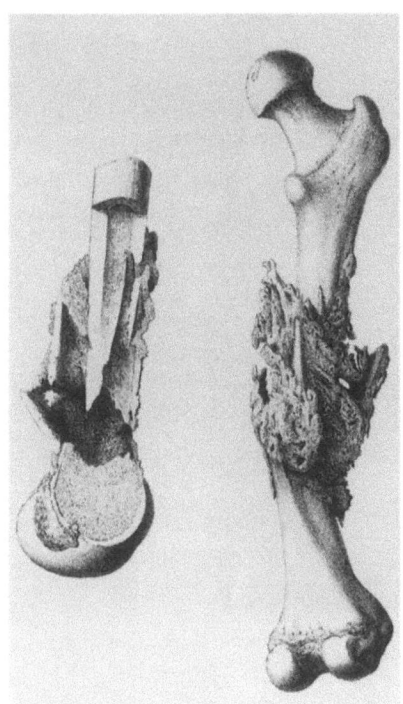
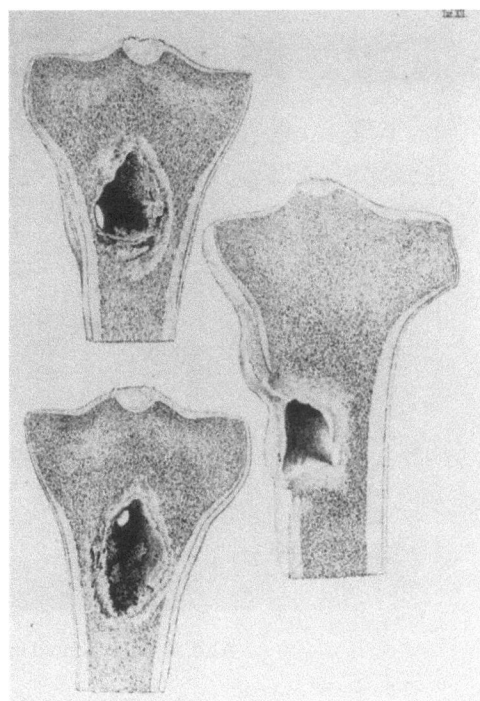

Abb. 3b

seinem Tode, zusammen (Abb. 5). Der Pathologe heute, technisch ungleich besser gerüstet, kann die Fülle der von Arnold gesehenen zellulären Binneneinrichtungen nur bewundern. Vieles, das heute zum „Zytoskelett" gerechnet wird, hatte Arnold bereits gesehen, besprochen, wenn naturgemäß auch anders gedeutet.

> *Einen* besonderen Wesenszug Arnolds dürfen wir noch anmerken. Er hat nie an einer Tagung der Deutschen pathologischen Gesellschaft teilgenommen. Die gelehrte Welt kannte ihn und achtete ihn hoch. Aber seine außergewöhnliche Bescheidenheit ließ ihn zurückschrecken von größeren Ansammlungen. Er war zartfühlend, fein differenziert, machte kein Aufheben von sich und seinen Arbeiten, er wirkte durch sein großes Beispiel.

Arnold starb am 02. Februar 1915 in seinem Haus am Westabhang des Gaisbergs an den Folgen einer cerebralen Ischämie. Er fand einen gnädigen Tod.

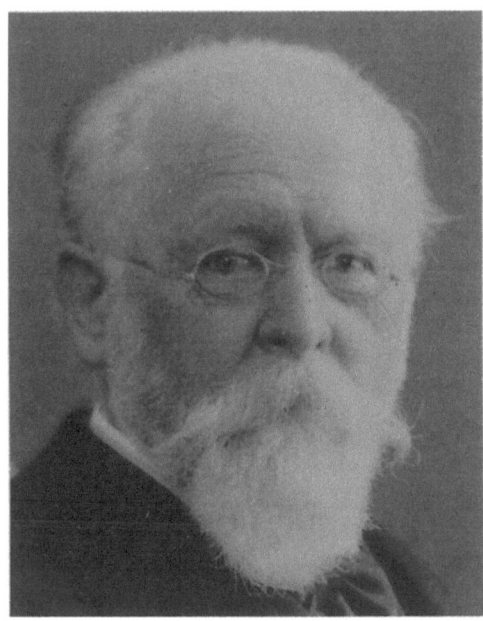

Abb. 4. Julius Arnold in reiferen Jahren

Abb. 5. Reproduktion einer Farbtafel aus dem berühmten Arnoldschen Werk „Plasmastrukturen". Zeichnerische Wiedergabe der binnenzellularen Details, die Arnold bewegten ▶

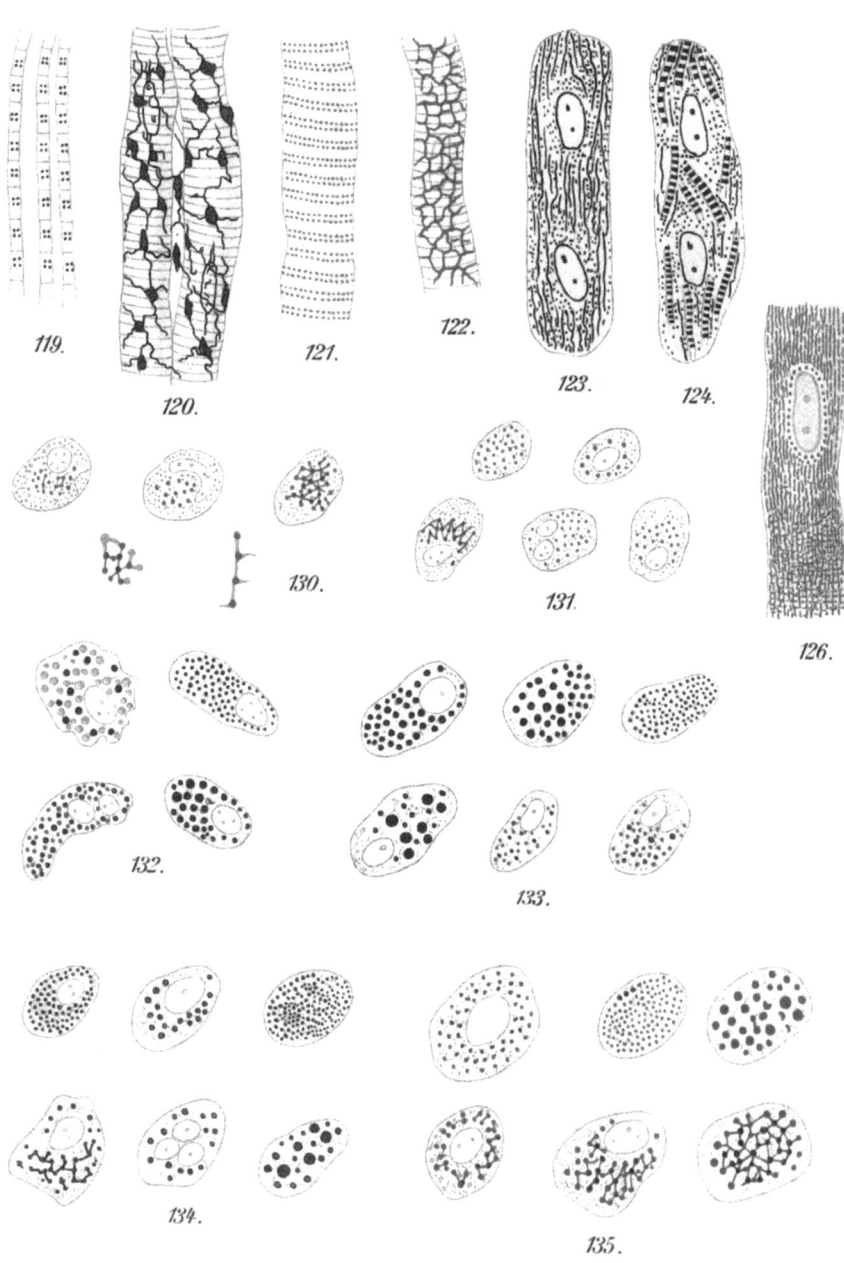

Abb. 5

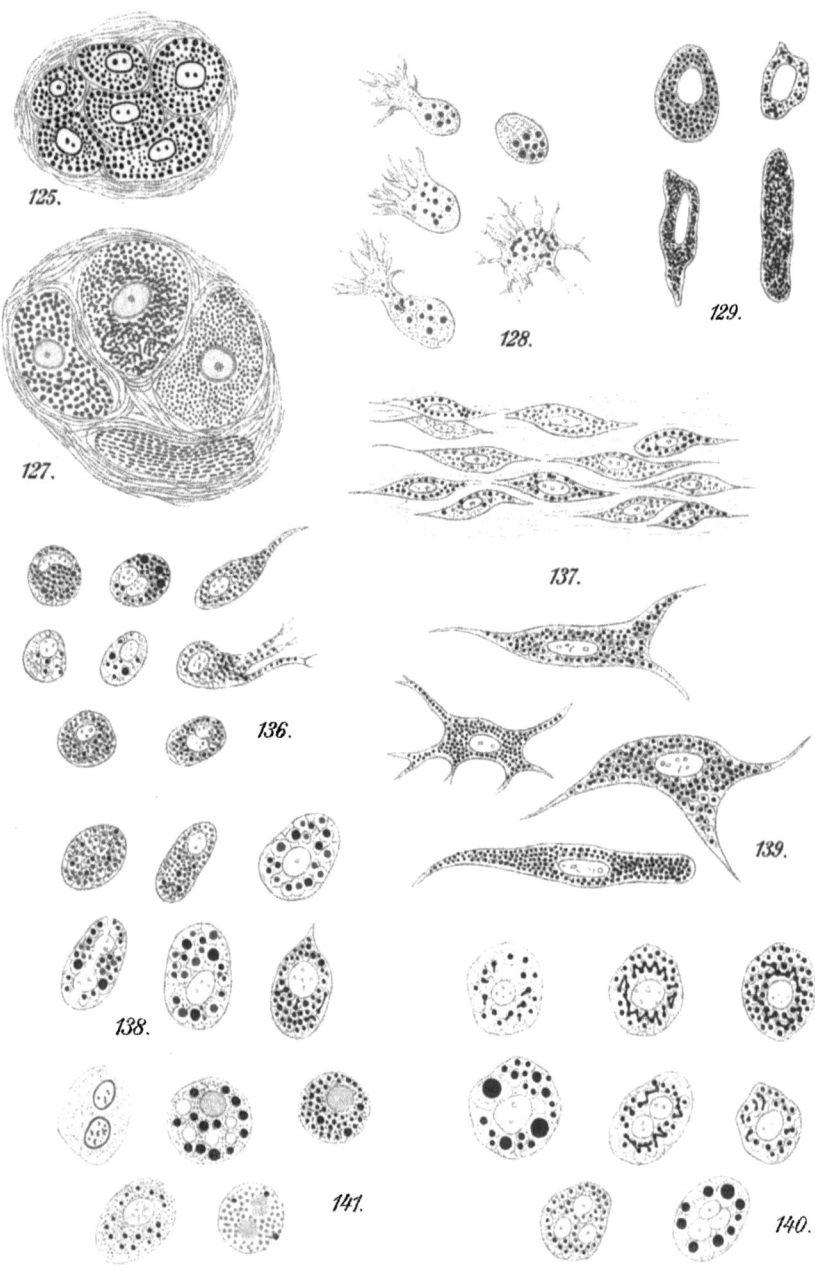

Abb. 5 (Fortsetzung)

Die Pathologen der Rheinpfalz 21

II. Otto von Bollinger

Bollinger wurde am 02. April 1843 in Altenkirchen bei Zweibrücken geboren. Sein Großvater Friedrich Paul Bollinger (1771–1813) und sein Vater Philipp Heinrich Karl Bollinger (1806–1862) waren Pfarrer, seine Mutter Anna Marie war eine geborene Conrad. *Unser* Otto war der älteste Sohn, besuchte mit großem Erfolg das Gymnasium in Zweibrücken. Er studierte in München, Wien und Berlin, war ein flotter Corpsstudent und fiel bald auf – im Kreis der Commilitonen, aber auch seiner Hochschullehrer –, durch intellektuelle Vielseitigkeit und Redlichkeit. Er wurde mit einer Arbeit über akute „Leberatrophie" durch Phosphorvergiftung 1867 promoviert (Berlin). Er geriet sehr bald, nach München zurückgekehrt, in den Bann der Pathologischen Anatomie und wurde Assistent bei Ludwig von Buhl. Es scheint, daß er schon als Student eine feste innere Bindung an die Pathologie und von Buhl besessen hatte. Studienaufenthalte, jeweils nur mehrwöchig, – Berlin und Wien –, konnten ihn nicht grundsätzlich ablenken. Er empfing zwar in Wien die Anregung für die Habilitationsschrift „Die Kolik der Pferde und das Wurmaneurysma der Eingeweidearterien" (1870), aber er wurde Privat-Dozent in München. Wenige Wochen später folgte er einem Rufe als Professor für pathologische Anatomie, Histologie und Physiologie an die Tierarzneischule in Zürich. Sein Lehrer Buhl litt an einer „chronischen qualvollen Krankheit"; nachdem Bollinger nach vier Zürcher Jahren als a. o. Professor an die Tierarzneischule München zurückberufen worden war, vertrat er perpetuierend den oft nicht mehr belastungsfähigen L. v. Buhl. Jener hatte 1875 das neue Pathologische Institut der Universität München durch eine Grundsatzrede „Was ist ein Pathologisches Institut"? eingeweiht.

> „Es handelt sich um eine Stätte, die nicht der Erforschung der toten Masse, sondern der Erkenntnis des kranken Lebens zu dienen hat. Dabei müsse auch die Mitwirkung der Physik und Chemie erstrebt werden, denn die nächste Zukunft der Medizin gehöre der Physik und Chemie".

Es scheint, daß er seine Kräfte aufgezehrt hatte. Der Veterinärpathologe Bollinger mußte und konnte auch – offenbar mit großem Erfolg – die Humanpathologie lehren und vertreten.

So ist es nur natürlich, daß Bollinger als Nachfolger Buhls berufen und zum Ordinarius der Allgemeinen Pathologie und pathologischen Anatomie bestellt wurde (1880). Die Kgl. Bayerische Kultusverwaltung brachte dem gleichsam zwischen den Fächern stehenden, die Pathologie der Tiere *und* des Menschen pflegenden *und* verstehenden Gelehrten größtes Vertrauen entgegen.

> „Obwohl von da ab von amtswegen Humanpathologe, hat Bollinger nicht aufgehört, vergleichende Pathologie zu treiben und bis in die letzten Semester seiner Lehrtätigkeit pflegte er unseren Medizinern aus dem Schlachthofe Beispiele wichtiger Tiererkrankungen zu zeigen. Wenn bis heute die vergleichende Pathologie...nicht die Bedeutung erlangt hat, die

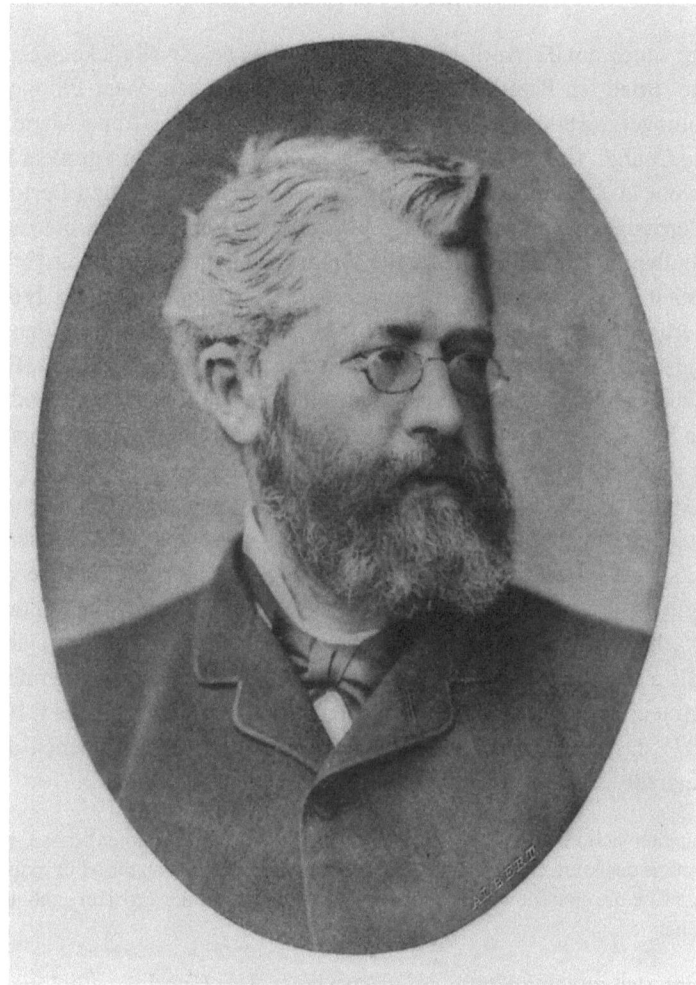

Abb. 6. Otto v. Bollinger, auf der Höhe seines Schaffens

ihr Begründer Bollinger erwartete, so muß gesagt werden, daß die Gründe hierfür im Wesen der Sache liegen" (Rössle 1909; 1910). Es scheint, daß die verschiedenen Differenzierungsziele der Tier- und Menschenpathologie in der damaligen „Gründerzeit" der ätiologischen Forschung – Mikrobiologie, große Seuchen bei Mensch und Tier, Anthropozoonosen – vielfach disparaten Charakter hatten, also die Konvergenz der Summe aller Erfahrungen schwierig gestalteten (Abb. 6).

Bollinger war ein lauterer Charakter von großer Lebensklugheit und urgesundem Verstande. Er war kein Grübler, er kannte kein Mißtrauen gegenüber Freunden und Collegen, er hatte eine Vorliebe für alles Nützliche. Die Art seines Humors und sein Verständnis für Lebensgenuß „verrieten wie seine Sprache die Herkunft aus der Rheinpfalz" (Rössle 1910). Die am meisten ansprechende Schilderung des Wesens und Strebens Bollingers stammt aus der Feder seines Schülers Hermann Dürck (1909).

Dürck war jener originelle Pathologe, der das Jenenser Ordinariat unseres Faches aus persönlichen Gründen aufgab, nach München zurückkehrte, von da aus nach Niederländisch-Indien ging und die Beri-Beri erforschte. Seine innerhalb vier Jahren erarbeiteten Befunde finden sich in Dürcks Abhandlung (1908) prachtvoll lithographisch-histopathologisch illustriert.

Fragt man nach den wissenschaftlichen Hauptleistungen Bollingers, sollte man folgendes herausstellen. Es können nur wenige Arbeiten genannt werden, nämlich:

1870 Die Kolik der Pferde, hervorgerufen durch Wurmbefall (Strongylidenlarven) der Wände der Mesenterialarterien. Hierauf fußen viele spätere über Helminthenbefall, Fasciola hepatica, durch wandernde Oncosphären und Finnen verursachte Schäden.
1873 Von Zürich aus berichtete Bollinger über eine Lungenwurmenzootie bei Rindern im Kanton Zug (Enigk 1986). In das gleiche Jahr fällt Bollingers Untersuchung über das Epithelioma contagiosum (eine, wie man heute weiß, virusbedingte, pockenähnliche Erkrankung bei Vögeln).
Von 1874 an folgten seine Untersuchungen „Zur Vergleichenden und experimentellen Pathologie" der konstitutionellen und Infektionskrankheiten.

Dieses Thema ließ ihn nicht mehr los.
Insbesondere widmete er sich der Leukämie der Rinder, der Endaortitis villosa des Aortenbulbus des Pferdes, dem Milzbrand, dem plötzlichen Herztod bei Schweinen.
1875 gründete er die „Dtsch. Zschr. f. Thiermedizin u. vergleichende Pathologie".
1876 Betonte Hinwendung zu den Anthropozoonosen (Ziemssens Handbuch der speziellen Pathologie und Therapie, Bd. III, 2. Auflage).
In der „Sammlung klinischer Vorträge" (herausgegeben von Volkmann) erschien
1877 die Schlüsselarbeit „Ueber Menschen- und Thierpocken, über den Ursprung der Kuhpocken und über intrauterine Vaccination". In dieses Jahr fällt die „Entdeckung" der Aktinomykose, nämlich des „Kieferwurms des Rindes" durch den „Strahlenpilz", den der Botaniker Harz „Actinomyces bovis" bezeichnet hatte.
Tatsächlich wurden vergleichbare Krankheiten schon früher gesehen: B. v. Langenbeck (damals in Kiel) fand 1845 im Fisteleiter eines Gibbus durch Wirbelkaries bei einem landwirtschaftlichen Arbeiter eigenartige Pilze. James Israel beschrieb am 19. Juni 1878 in der Berliner medizinischen Gesellschaft den Pilz als „Actinomyces hominis".
Es scheint, daß die Aktinomykose eine besondere paläopathologische Stellung beanspruchen kann, wurden doch fossile Skelettveränderungen aus dem Neopliozän gefunden, die wahrscheinlich auf Aktinomycetenbefall bezogen werden dürfen.
Ohne Zweifel wurde die Aktinomykose durch v. Bollinger „richtig", d. h. als Anthropozoonose sichtbar gemacht.

1878 Von jetzt an regelmäßige Zuwendung zur Erforschung der Tuberkulose, auch experimentell, auch Übertragung durch Kuhmilch.
Man sollte sich erinnern, daß R. Koch das Mycobacterium tuberculosis erst am 24.03.1882 entdeckt, d. h. als die eigentliche Ursache der Tuberkulose vorgestellt hatte.

1879 Regelmäßige Referate über „Thierkrankheiten" in den Jahresberichten von Virchow-Hirsch von 1873–1879. Staatliche Prophylaxe der Trichinose in Bayern (1878/79).

1884, 1886 und 1893 Beschreibung der *idiopathischen Herzhypertrophie;* sie wurde von ihm als „alkoholisch-plethorische" Myokardhypertrophie interpretiert. Es handelt sich um das, was man später gemeinhin als Münchner Bierherz bezeichnet hatte, tatsächlich aber als nutritive Cardiomyopathie hatte verstehen sollen.

1891 v. Bollinger veröffentlichte in der Festschrift zum 70. Geburtstag von R. Virchow vier Fälle von *„Spätapoplexie".* Er sprach von „traumatisch" induzierter Apoplexie in zeitlichem Abstand nach vorangegangenem Schädelhirntrauma. *Diese* Form der Hirnblutung spielte während der folgenden 100 Jahre auf dem Felde der ärztlichen Begutachtung eine bedeutende Rolle. Bollingers Arbeit hat 1993 (!) durch Unterharnscheidt vernichtende Kritik gefunden.

Es sind vor allem zwei Einwände, die *heute* gemacht werden. Die beschriebenen Blutungen seien keine typischen Apoplexien, *und* v. Bollinger habe keine histologischen Untersuchungen durchgeführt.

Nun muß man sagen, daß die histopathologische Technik gerade des Gehirns in den 80-er Jahren des vergangenen Jahrhunderts noch nicht ausgereift war. Thoma hatte sein Mikrotom erst 1881 vorgestellt (Doerr 1992), C. Weigert von 1878 an seine neurohistologische Technik entwickelt (Wohlrab und Hennoch 1988) und die Markscheidenfärbung 1882 und 1884 publiziert (Rieder 1906). Weiter: Man muß die Pathogenese der Bollinger'schen Spätapoplexie in die Vorgänge einer posttraumatischen Vasoneurose, vergleichbar der Kümmell'schen und Schlatter'schen Krankheit, also in funktionelle angiospastische Fehlregulationen stellen. Für uns also ist das Problem der Spätapoplexie (trotz aller Achtung vor der Argumentation von Friedrich Unterharnscheidt) noch nicht erledigt.

1896 brachte v. Bollinger seinen prachtvollen *Atlas* der pathologischen Anatomie des Menschen in zwei Bänden heraus (Abb. 7). Er zeigt noch heute, welch guter Beobachter v. Bollinger gewesen war und welch große didaktische Begabung zur Verfügung stand.

Am 28. November 1908 hielt v. Bollinger, inzwischen zum Rector magnificus der Ludwig-Maximilians-Universität gewählt, seine *Antrittsrede* über „Wandlungen der Medizin und des Ärztestandes in den letzten 50 Jahren". Sie stellt ein Stück Kulturgeschichte dar: Die Chirurgie sei die bewunderungswürdigste Kunstleistung des menschlichen Geistes; sie überrage die viel bewunderten Errungenschaften der Technik um ebensoviel, als der menschliche Organismus feiner und komplizierter zusammengesetzt ist, als die sinnreichste Maschine! Aber auch die großen Tierseuchen seien teils ausgerottet, teils auf ein Minimum zurückgegangen (Rinderpest, Lungenseuche, Rotz, Milzbrand). Der wahre Arzt dürfe nicht „im Gewerbe untergehen", er könne niemals „zu den Gewerbetreibenden gehören". Wir bewundern v. Bollingers Bemerkungen über Säuglingssterblichkeit, Carcinomdiagnostik, die Bedeutung der künstlichen Blutleere und der Anästhesie für die Operabilität früher als „verloren geltender Fälle". Freilich, die Schattenseiten des Spezialistentums seien die Folgen der nicht gesteuerten beruflichen Einseitigkeit. Schließlich: Der Gesetzgeber erwarte alles von dem Pflichtgefühl des Arztes, „ohne die Wahrung seiner Rechte zu garantieren"!

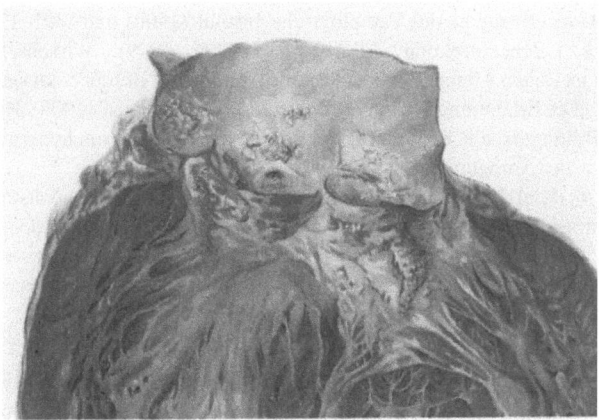

Abb. 7. Wiedergabe eines Bildes aus dem Bollingerschen Atlas. Darstellung einer, wie Bollinger es annehmen zu dürfen glaubte, in Spontanheilung begriffenen „chronischen Aortenendokarditis". Der Befund schien ihm typisch für die Aortenkonfiguration eines hypertrophischen Herzens. Kein „Münchner Bierherz"!

Bollinger hatte sich gleichsam über sich selbst hinaus entwickelt. Er hatte ein Verständnis für soziale Fragen. Er gründete den „Pensionsverein" für Witwen der bayerischen Ärzte. Ein besonderes Verhältnis verband ihn mit seinen Assistenten. Seine Schüler „besonderer Befähigung" waren Hans Schmaus (1862–1904), Herrmann Dürck (1869–1941), Eugen Albrecht (1872–1908) und Robert Rössle (1876–1956).

Schmaus habilitierte sich 1889 bei v. Bollinger über „Compressionsmyelitis bei Caries der Wirbelsäule", blieb sein wissenschaftliches Leben lang der Pathologie des Rückenmarkes treu, wurde 1899 a. o. Professor der Pathologie, 1904 Leiter der Prosektur „rechts der Isar", hatte grundsätzliche Verdienste um die Entwicklung der Neurohistologie und erwarb hierdurch, nämlich die von Nissl vorgeschlagene Fixierung von Gehirn und Rückenmark in Alkohol (d. h. durch Inhalation der alkoholischen Dämpfe, wie uns A. Schmincke glaubhaft versicherte!), eine Laennec'sche Lebercirrhose, an deren Folgen er starb. Schmaus war eine Anima candida, die „keinen Tropfen alkoholischer Getränke" konsumierte. Seine bleibende Leistung war sein Lehrbuch „Grundriss der Pathologischen Anatomie", das nach seinem Tode durch Gotthold Herxheimer von der 8. Auflage bis zur 20. (1932) fortgeführt wurde (J. F. Bergmann, München)! Oberndorfer hat die Persönlichkeit von Schmaus treffend gezeichnet (1906/07). Wie sehr Schmaus seinen Chef O. v. Bollinger verehrte, geht aus einer Geburtstags-Epopoe hervor (1893).

Über *Hermann Dürck* hatten wir berichtet. Es bleibt nachzutragen, daß er den Leichnam seines geliebten Chefs (1909) seziert und eine schwere „Thrombarteriitis coronaria" mit Schwielenherz gefunden hatte, derart daß man sich wunderte, wie Bollinger das Rektoratsjahr hatte durchstehen können.

Eugen Albrecht stammte aus Sonthofen, arbeitete bei W. Roux (in Halle), auf der Zoologischen Station Neapel (1897–1898), war dann bei Bollinger, wurde 1900 Ltd. Prosektor „rechts der Isar" und folgte 1904 (nach dem Tod von C. Weigert) einem Ruf nach Frankfurt/Main. Dort erbaute er das Pathologische Institut (1906) und starb 1908 durch eine „tuberkulöse Leicheninfektion" (Bernhard Fischer 1909). Wissenschaftlich hochinteresssant ist Eugen Albrechts nachgelassene, von seinem Bruder herausgebrachte Veröffentlichung „Die Erlahmung des hypertrophischen Herzmuskels" (1909). Hierdurch wurde die Saat v. Bollingers, d.h. die Summe der Münchner Arbeiten zum hypertrophischen Herzen, genauer: der Anregungen des letzten Chefs zur Ernte gebracht.

Robert Rössle (Kiel, München, Jena, Basel, Berlin) war der geistig höchstqualifizierte unter den Bollinger-Schülern. Man konnte ihn getrost als das „Haupt der deutschen Pathologen" bezeichnen. Er hat dem einen von uns (W. D.) versichert, Bollinger sei das Ideal eines Chefs an Klugheit, Herzensbildung und schlichter Menschlichkeit gewesen !

Bollinger nahm drei Wochen vor seinem Tode (13.08.1909) an der 350-jährigen Gründungsfeier seines Gymnasiums in Zweibrücken teil. Er sei so glücklich, heiter und gelöst gewesen, weil der Verkehr mit den engeren Landsleuten und Schulfreunden, „deren Wesen in dem seinigen so ganz ausgeprägt erschien", ihn innerlich freimachte von den Lasten des Münchner Alltags (Rössle 1909). Bollinger fand die Gnade eines schnellen Todes auf der Höhe eines an Erfolgen reich gesegneten Lebens.

III. Friedrich Wilhelm Zahn

Wer von den heranwachsenden jungen Pathologen kennte nicht F. W. Zahn? Schon der fleißige Obduzent lernt kennen und diagnostisch zu nutzen sehr bestimmte morphologische Befunde, die mit dem Namen Zahns untrennbar verbunden sind.

1. Die *Zahn'sche Schnürfurche* des rechten Leberlappens, hervorgerufen durch den „Einschnitt" eines hypertrophischen Zwerchfellpfeilermuskels bei chronischsubstantiellem Lungenemphysem (1882).
2. Den *„roten atrophischen Infarkt der Leber"*. Er gehört in das „Zweistromland" nach embolischem Verschluß eines mittelkalibrigen Astes der A. hepatica bei gleichzeitiger Hypertonie des Blutes der Abflußwege (Rechtsherzinsuffizienz; Blutdrucksteigerung in der unteren Hohlvene oder den Venae hepaticae revehentes), also bei mangelnder Vis a tergo (1897).

Die Verhältnisse liegen also ähnlich wie bei der Entstehung des hämorrhagischen Lungeninfarktes. Die Schubkraft des Blutstromes vom Hilus des Organes aus (Leberpforte; Lungenwurzel) reicht nicht aus, den im Unterdruckgebiet jenseits des Verschlusses aufgelaufenen Blutsee (in Richtung auf das rechte oder das linke Herz) abzuschieben.

3. Das *Zahn'sche Insuffizienzzeichen* des Herzens bei Aorteninsuffizienz mit Ersatzklappenbildung auf der linken Seite der Kammerscheidewand (1895, 1905) oder einer Riffelung des Septum atriorum bei Mitralfehlern (Zahn 1895; Schmincke 1908; Böhmig und Krückeberg 1934) (Abb. 8).

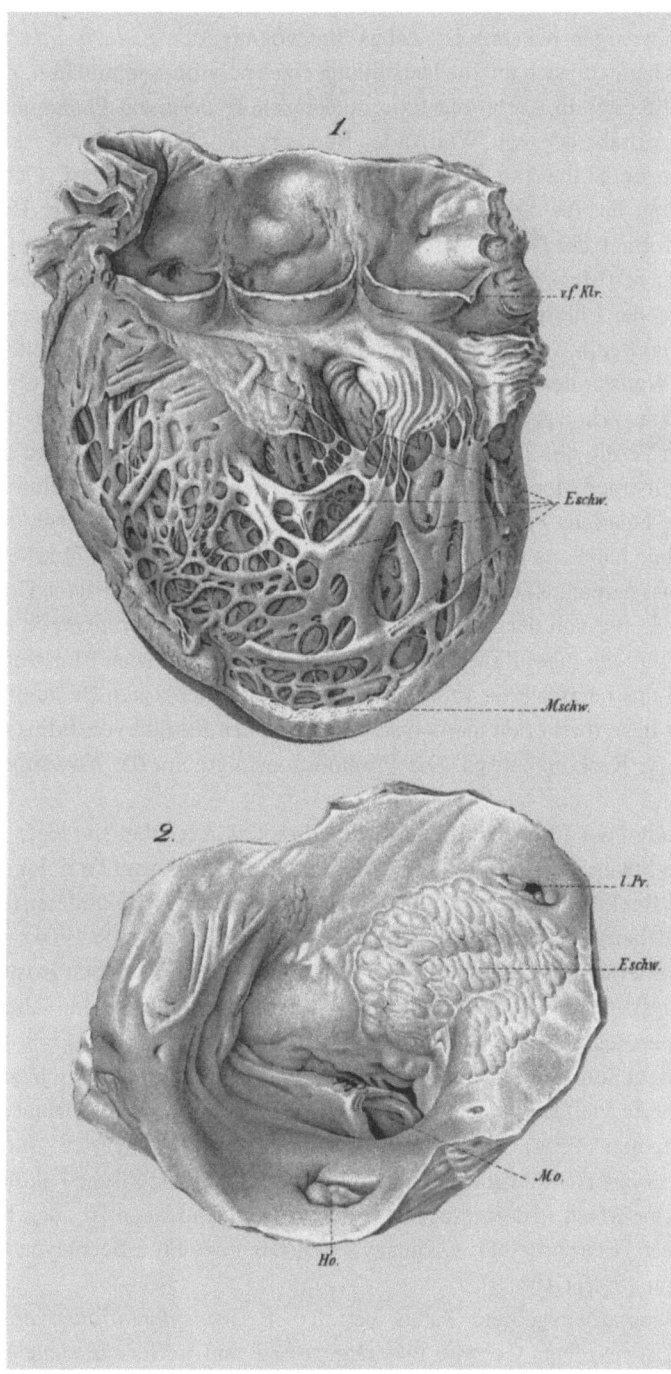

Abb. 8. Zahnsches Insuffizienzzeichen, Bild oben: der Aorta, Bild unten: der Mitralis. Wiedergabe nach Zahns Originalabhandlung (Verhdl. d. Congresses f. innere Medizin 1895)

Sehr viel weniger bekannt ist Zahns Entdeckung der *Endarteriitis verrucosa* (1878). Es handelte sich um die Darstellung eines polytop-nummulären, zellreichen Intimaproliferates in Aorta und Extremitätenschlagadern, ein Phänomen, das sowohl als Auftakt der von Winiwarter-Buergerschen Krankheit oder einer Arteriosklerose im Sinne von Benditt (1976) verstanden werden darf. Gerade diese Beobachtung hat für die aktuelle Debatte betreffend das Wesen der Hauptmanifestationsformen der Gefäßklerosen eine neue Bedeutung wiedererlangt.

Wer war der Mensch F. W. Zahn? Er wurde am 14.02.1845 in Germersheim als Sohn einfacher Eltern geboren. Er erwarb, wie wir heute sagen würden, auf dem „2. Bildungsweg", – er sollte eigentlich ein Handwerk erlernen, befreite sich aber von dem Wunsch der Eltern, ging sua sponte in das Humanistische Gymnastium Zweibrücken, – in das auch Bollinger gegangen war –, und legte 1866 die *Matura* mit gutem Erfolg ab. Zahn studierte Medizin in Erlangen, Heidelberg und Bonn. Die Heidelberger Medizinische Fakultät hinterließ bleibenden Einfluß auf Zahn. Besonders Nikolaus Friedreich, Hermann von Helmholtz und dessen Nachfolger Willy Kühne hatten es ihm angetan. Noch vor dem Kriege 1870/71 arbeitete Zahn als famulus (perpetuus) bei Edwin Klebs in Bern. Dort machte er seine Doktorarbeit über „Zur Lehre von der Entzündung und Eiterung", – experimentelle mit akribischer Sorgfalt durchgeführte Untersuchungen an der terminalen Blutstrombahn des Mesenteriums curaresierter Frösche unter den verschiedensten Bedingungen. Wer die Arbeit liest, merkt den methodisch-thematischen Einfluß von Julius Cohnheim und F. D. v. Recklinghausen. Die Promotion erfolgte am 05. November 1871 in Bern.

Zahn nahm am 70-er Krieg als Feldunterarzt teil. Anschließend legte er das medizinische Staatsexamen in Straßburg ab. Die Ausbildung zum Pathologen erfolgte unter von Recklinghausen (1871–1876). Aus dieser Position wurde er (also 1876) nach Genf berufen. Dort wirkte er bis zu seinem Tode (16.08.1904) mit großer Umsicht, unermüdlich, ungewöhnlich erfolgreich. Einen Ruf nach Rostock lehnte er ab. Er erbaute ein neues Pathologisches Institut in Genf, das für Jahnzehnte als vollkommen ausreichend, ja beispielhaft gegolten hatte.

Zahn, dem Sohn der Rheinpfalz, war die französische Sprache leicht zugänglich. Er publizierte vielfach zweisprachig. Zahn starb während eines Urlaubs in seiner Pfälzer Heimat (1904), im Hause von Verwandten in Weingarten, durch Ruptur eines Aneurysmas der Aorta in den Oesophagus. Die Medizinische Fakultät in Genf hat Zahn mehrfach und eindrucksvoll geehrt, sein Andenken ist auch heute noch unvergessen (Eternod 1904; Askanazy 1909; Brief des Prof. Seemayer, Genf, vom 26. Februar 1992) (Abb. 9).

Die Hauptarbeitsgebiete Zahns betrafen 1. *Transplantationen* embryonaler, juveniler, seneszenter Gewebe und Organe auf und in verschiedene Empfänger (1877; 1878), Prüfung des „Erfolgs" und Charakterisierung der Abstoßungsreaktionen. 2. *Embryonale Geschwulstkeimanlage* als Beitrag zur Kenntnis der Histo-

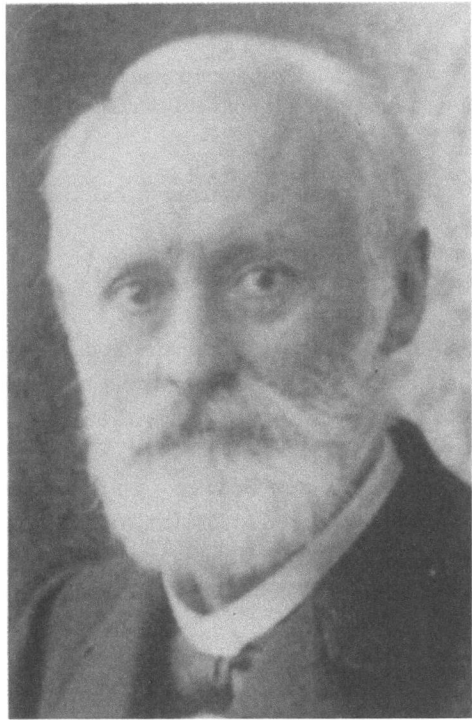

Abb. 9. F. W. Zahn, auf der Höhe seines Schaffens in Genf

genese der Geschwülste. Krebs sei die Folge einer Gleichgewichtsstörung zwischen Epithel und Bindegewebe. 3. *Pathologie der Blutgefäße:* Experimentelle und patho-anatomische Studien besonders zur Thromboselehre (von 1872 an).

Wenn man Zahns bleibende Leistungen etwa auf dem Felde der Thromboselehre definieren will, muß man sich mit den Hauptdaten der Problemgeschichte (BUESS 1955) beschäftigen. Dabei hat sich uns schon früher (1991) folgende Tabelle bewährt:

1628	William Harvey	Entdeckung des Blutkreislaufs
1661	Marcello Malpighi	Entdeckung der Blutkapillaren und des Fibrins
1731	Jean Louis Petit	„Roter Thrombus"
1757	Albrecht von Haller	Begründung der Hämodynamik
1837	Jean Cruveilhier	Polytope zusammengesetzte Thromben, „la phlébite domine toute la pathologie"
1839	Johannes Müller	Entdeckung des Fibrinogens
1844	Rudolf Virchow	Namensgebung des Fibrinogens
1856	Alexander Schmidt	Entdeckung des Prothrombins

| 1886 | Josef Carl Eberth und Curt Schimmelbusch | Entdeckung der viskösen Metamorphose und der vesikulären Transformation der Plättchen |
| 1900 | Paul Morawitz und Ludolf Krehl | Konzeption der fermentativen Gerinnungslehre |

Tabelle aus Bräunig und Doerr (1991), leicht verändert.

Zahn war es bei seiner Doktorarbeit immer wieder einmal passiert, daß er die Wände der kleinen Blutgefäße in seinem Operationsfeld unfreiwillig verletzte, – wir würden heute von der „terminalen Strombahn des Mesenterium" sprechen. Aus diesem Umstand leitete er *zwei* Fragenkomplexe ab: 1. Kann die Gefäßwand repariert werden, gibt es – auch bei größeren Gefäßen – eine Wundheilung? 2. Wenn ein weißer Blutpfropf entsteht, wie geht das vor sich, welche Blutelemente bestimmen den Verlauf (1875; 1881)? Bei dem Verfolg dieser Fragen, besonders der letzteren, „begegneten" ihm die „Blutplättchen". Diese haben eine eigene Entdeckungsgeschichte (Tabelle 2):

1842	Alfred Donné	sah wahrscheinlich die ersten Plättchen!
1865	Max Schultze	Jeder entdeckte die Blutplättchen
1873	Alfred Vulpian	sozusagen de novo, also
1878	Georges Hayem	quasi-primär
1879		
1872	Giulio Bizzozero	beschäftigte sich besonders eingehend mit dem Plättchenproblem.

Tabelle aus Bräunig und Doerr (1991), leicht verändert.

Bizzozero scheint für den Namen „Blutplättchen" verantwortlich. Er anerkennt, daß Zahn schon 1875 geschlossen hatte, daß man „streng zu unterscheiden habe zwischen den ‚roten' und den ‚weißen' Thromben". Die weißen Thromben entstünden in aller Regel an lädierten Wandstellen, allerdings nur dann, wenn die Strömung des „Blutfadens" fortbestehe. Ohne „Strömung" also keine weiße Thrombose. Bizzozero zitierte ausführlich Mantegazza; welcher der Lösung des Problems der Entstehung der Abscheidungsthrombose zeitlich *vor* Zahn ganz nahegekommen zu sein scheint.

Die Heilung der Gefäßwände gehe von den Endothelien aus (1878 a, b; 1889). Hier sah Zahn keine ernsten Probleme. Mit der Thrombogenese aber tat er sich hart. Zu Virchows Arbeiten bemerkt er kritisch: „Derjenige Theil der Thrombenlehre hingegen, den Virchow noch weiterer Forschung überließ, nehmlich die Ent-

Die Pathologen der Rheinpfalz

stehungsweise der thrombotischen Abscheidungen, blieb auffallenderweise unberücksichtigt und unbearbeitet". Und weiter: Es besteht ein Unterschied zwischen Blutgerinnung und thrombotischer Abscheidung (Zahn 1875, S. 102!). Schon bei oberflächlicher Betrachtung könne man beim Menschen zwei verschiedene Thromben unterscheiden: weiße und rote. Diese seien in ihrer Bildungsweise verschieden: „Der rothe Thrombus wird verursacht durch eine *Gerinnung* des Blutes, während der weiße das Produkt einer Abscheidung aus demselben ist" (Zahn 1875, S. 124!).

Der Pathologe unserer Zeit sollte sich an die perpetuierte Debatte zwischen Ludwig Aschoff und Albert Dietrich erinnern. Nach Aschoff (1912; 1924; 1936) ist die Thrombose ein „Blutphänomen", kein „Endothelphänomen". Dietrich aber suchte und fand, daß *bestimmte* Formen der Thromben durch die Störung der Cooperation zwischen Randblutstrom und Strombahnufer entstehen (1932). In der Konsequenz dieser Auseinandersetzung erhielt die *Capillarthrombose* Heimatrecht in der pathologisch-anatomischen Tagesdiagnostik. Von hier aus war es nur ein kleiner Schritt zu den Siegmund-Schindler'schen Kugeln (1938) und der Wiederentdeckung der Mannasse'schen „hyalinen Ballen und Thromben" (1892; zit. nach Bleyl und Rossner 1976).

Die Alternative Blutphänomen versus Endothelphänomen hat heute ihre Schärfe verloren, weil immer dort, wo ein Endotheldefekt vorliegt, Fibrinogen in die Gefäßwand einsickert und eine Gerinnung in Szene setzt (Bleyl 1969). Danach sollte man phänomenologisch trennen:

rote Thromben
weiße Thromben
Capillarthromben
intravasculäre Coazervate (als Ausdruck einer intravaskulären Coazervation in Gestalt des heute sogen. DIC-Phänomens bei perpetuiertem Shock).

Die Morphogenese der weißen Thromben, – Aschoff sprach von „Spontan-Abscheidungs-Thromben" –, ist das *Kardinalproblem*, das Zahn durch Jahrzehnte bewegte. Dieses grundsätzlich gelöst zu haben, ist Zahns historisches Verdienst. Fast scheint es, als ob er die behutsame Kritik an den Arbeiten Virchows (1875) durch seine klassische Studie zum 70. Geburtstag des Meisters (1891) habe kompensieren wollen. In der Festschrift für Virchow geht er von einer geophysikalischen Beobachtung aus. Dort, wo Naturkörper verschiedener Aggregatzustände gegeneinander, und zwar in der Fläche, bewegt werden, z. B. Luft und Waser, Wasser und Meeressandstrand, Bergseeabläufe und Gesteinschotter, entstehen „Rippen". Im Falle der weißen Thromben sind sie notorisch.

Diese Rippen (Riffeln) seien zusammengesetzt aus „feinfädigem Fibrin", das an der Oberfläche hyalin verdichtet erscheint, in den Maschen aber Blutplättchen enthält. Schnitte, die man senkrecht zu der Oberfläche der Rippen anlegt, haben „ganz das Aussehen von guirlandenförmigen Stoffdraperien". Zahn nimmt an, daß die

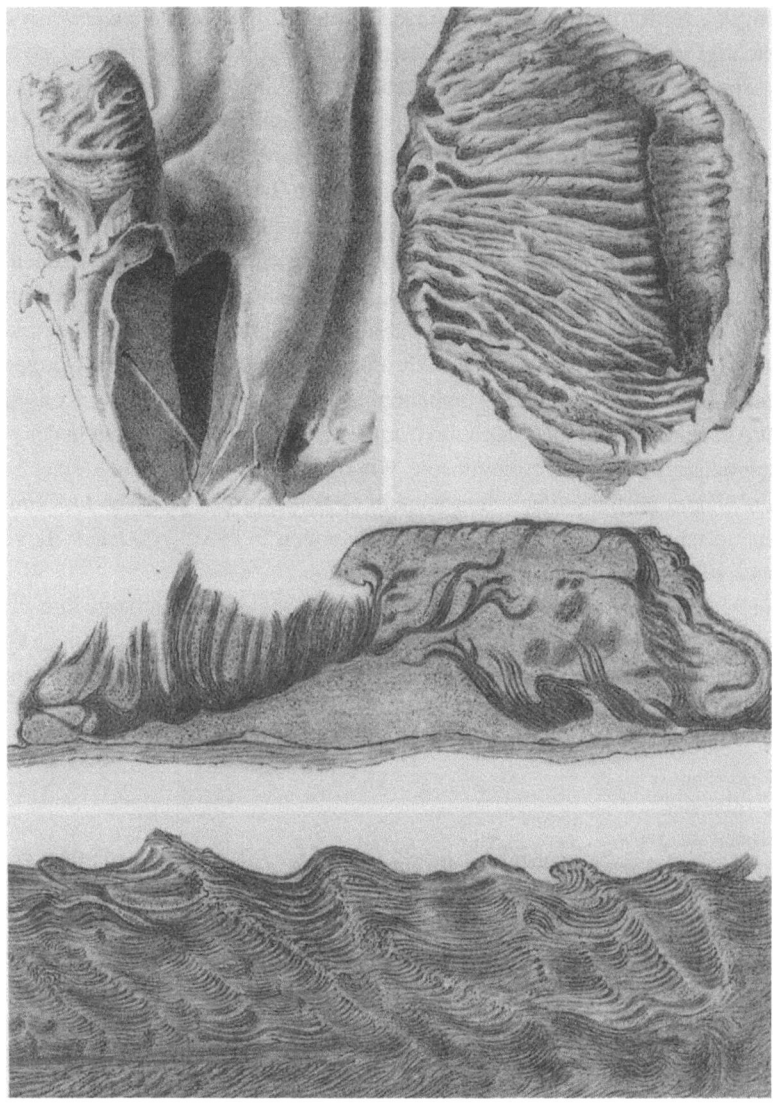

Abb. 10. Wiedergabe der Abbildungen von F. W. Zahn in der Festschrift für R. Virchow (1891): Abscheidungsthromben mit „Rippenbildung", sog. weiße Thromben (Zusammenstellung von Bräunig und Doerr, 1991).

Rippen 1. durch Blutwellen, 2. die Elastizität der Gefäßwände entstehen. Aber er betont auch, daß der Elastizität der Gefäßwände nur eine untergeordnete Bedeutung zukomme, fände man doch auch in starrwandigen Blutleitern ohne nennenswerte hämomechanische Belastungen, – nämlich den Sinus durae matris –, geriffelte Thromben. Rippenbildungen würden nur da auftreten, wo das Blut unter dem Einfluß der Herzaktion „stoßweise" fließe, jedenfalls niemals dort, wo das Blut kontinuierlich fortbewegt werde. Die „Rippen" bestünden aus „einer richtigen klebrigen Masse", und sie seien nichts anderes „als visköse Wellen" (Abb. 10). Vor 100 Jahren wurde der weiße Thrombus nach formaler Entstehung und gestalthafter Phänomenologie beschrieben. Er stellt gleich den Superficies undulosae der Intima der Aorta ein vitales Phänomen dar. Wer sich die Mühe macht, die Arbeiten Zahns im Original zu lesen, kann sich des Zaubers nicht entziehen, der aus der Klarheit seiner Sprache, der Folgerichtigkeit seiner Schlußfolgerungen und der Bescheidenheit seiner Aussagen hervorgeht. Zahns gedankenreiche Arbeiten hätten mehr Beachtung verdient, als sie tatsächlich gefunden hatten.

Am 20. September 1897 hatte Zahn an der Gründungsversammlung der Deutschen Pathologischen Gesellschaft im Landeskrankenhaus zu Braunschweig teilgenommen (neben 31 Fachgenossen und unter der geistigen Führung von Rudolf Virchow). Obwohl er diesen „fachspezifischen konstitutiven Act" nur wenige Jahre überlebte, brachten die „Verhandlungsberichte" (1905/06) einen sehr umfangreichen und warmherzigen Nekrolog (durch Askanazy). Was uns Heutigen an F. W. Zahn noch immer imponiert, sind großartige Beobachtung, diszipliniertes Denken, außergewöhnliche Bescheidenheit und unerschöpflicher Fleiß. Zahn hatte das „absolute Gesicht", d.h. die bewunderungswürdige Gabe, gestalthafte Zusammenhänge *richtig* zu erkennen.

IV. Franz Alexander Nissl

Es war für uns nicht leicht gewesen, den weltberühmten Franz Nissl für die Pathologie zu vereinnahmen. Dennoch haben wir kein schlechtes Gewissen. Walther Spielmeyers Standardwerk „Histopathologie des Nervensystems" (1922) ist dem Andenken Nissls gewidmet, – es ist ein einziges Bekenntnis zu Nissl als Patho-Anatom! Und das spätere Handbuch „Die Anatomie der Psychosen" (1930), wiederum gestaltet von Spielmeyer, ist wie ein Kronjuwel, das zu besitzen und konsultieren für jeden Pathologen, der um den Krankheitsbegriff ringt, wie eine Conditio sine qua non ist. Auch in diesem Werk stellt die Persönlichkeit Nissls, mitsamt den Kernsätzen seiner Erkenntnisse, die Gravitationsachse dar.

Was war dieser Nissl für ein Mensch? Er stammte aus Frankenthal, wurde am 09. September 1860 als Sohn des Gymnasiallehrers Georg Joseph M. T. Nissl und dessen Ehefrau Maria Franziska geb. Haas geboren. Die Nissls waren eine alt-bayerische Familie, der Vater wurde nach Freising versetzt. Hier wuchs unser Franz Alexander auf. Es war der Wunsch der Eltern, daß Franz Nissl katholischer Geistlicher werden sollte. Es muß erhebliche Spannungen im Elternhaus gegeben haben. Unser Nissl setzte sich durch und studierte Medizin in München (1880–1885). Am 09. Mai 1894 legte er der Medizinischen Fakultät eine Arbeit mit dem Titel „Resultate und Erfahrungen bei den Untersuchungen der pathologischen Veränderungen der Nervenzellen in der Großhirnrinde" vor, die als Preisaufgabe auf Empfehlung von Bernhard von Gudden angenommen wurde. Sie wurde als solche nie veröffentlicht (H. Spatz 1959). Aber sie charakterisierte das Generalthema, dem Nissl lebenslang treu blieb. Die Approbation als Arzt erhielt er 1884, die Promotion zum Dr. med. erfolgte am 31. Januar 1885 mit dem Prädikat summa cum laude aufgrund einer Arbeit „De alienationibus pathologicis cellularum nervearum corticis cerebri" (Abb. 11). Er war zunächst Assistent bei v. Gudden, und zwar einmal an der Kreis-Irrenanstalt München und im Schloß Fürstenried bei dem geisteskranken Prinzen Otto von Bayern. Nach dem tragischen Tod v. Guddens (1886) blieb Nissl noch zwei Jahre in der gleichen Position, wurde 1888 Assistent am Karl-Friedrichs-Hospital Blankenhain (bei Weimar). Im Frühjahr 1889 wechselte er an die Städtische Irrenanstalt Frankfurt/Main zu Emil Sioli. Hier, in Frankfurt, entstanden die Kontakte mit Weigert, Edinger und Alzheimer. Diese markierten die Zeit der differenzierenden morphologischen Analyse des nervösen Gewebes in gesunden und kranken Tagen. 1895 wurde Nissl durch Kraepelin an die Heidelberger Psychiatrische Klinik berufen. Von jetzt an begann Nissls große Zeit im konventionellen Sinne (Abb. 12).

An dieser Stelle seien einige Bemerkungen zur geistigen Situation der Psychiatrie in Heidelberg erlaubt. Die Psychiatrie hatte sich in der zweiten Hälfte des 19. sc zu einer Naturwissenschaft entwickelt. Man war zunächst anthropologisch-ganzheitlich orientiert. Geisteskrankheit sei als Krankheit der Person aus dem Lebenszusammenhang zu verstehen. Das seelische Geschehen sollte aus hirnpathologischen Grundlagen hergeleitet werden.

SUB AUSPICIIS GLORIOSISSIMIS
AUGUSTISSIMI AC POTENTISSIMI DOMINI DOMINI
LUDOVICI II.
BAVARIAE REGIS
COMITIS PALATINI AD RHENUM BAVARIAE FRANCONIAE ET IN SUEVIA DUCIS CI
IN INCLYTA UNIVERSITATE LUDOVICO-MAXIMILIANEA
RECTORE MAGNIFICO
ILLUSTRISSIMO ET EXPERIENTISSIMO VIRO
AUGUSTO DE ROTHMUND
ICINAE DOCTORE OPHTALMOLOGIAE PROFESSORE PUBLICO ORDINARIO INSTITUTI OPHTHALMOLOGICI CONSERVATORE ORDINUM CORONAE I
ET S. MICHAELIS CL. I ATQUE ORD. AUSTRIACI AB IMPERATORE FRANCISCO-IOSEPHO EQUITE CET
PROMOTOR LEGITIME CONSTITUTUS
ILLUSTRISSIMUS ET SPECTATISSIMUS VIR
CAROLUS DE VOIT
MEDICINAE DOCTOR PHYSIOLOGIAE PROFESS. PUBLICUS ORDINARIUS INSTITUTI PHYSIOLOGICI CONSERVATOR ACADEMIAE LITER. MONACENSIS SO.
ORDINUM CORONAE BAVARICAE ET S. MICHAELIS CL. I EQUES ORD. REG. BAV. MERITORUM MILITAR. COMMENDATOR CET
PRAECLARO ET PERDOCTO VIRO AC DOMINO
FRANCISCO ALEXANDRO NISSL
FRANCOVALLENSI
EXAMINIBUS RIGOROSIS „SUMMA CUM LAUDE" PUBLICE EXANTLATIS
EXARATA PORRO AC TYPIS IMPRESSA DISSERTATIONE INAUGURALI
„DE ALIENATIONIBUS PATHOLOGICIS CELLULARUM NERVEARUM CORTICIS CEREBRI"
DOCTORIS MEDICINAE CHIRURGIAE ET ARTIS OBSTETRICIAE GRADUM
CUM OMNIBUS PRIVILEGIIS ATQUE IMMUNITATIBUS EIDEM ADNEXIS
DIE XXXI MENSIS IANUARII MDCCCLXXXV
EX UNANIMI ORDINIS MEDICORUM DECRETO RITE CONTULIT.
IN HUIUS REI TESTIMONIUM HOC PUBLICUM DIPLOMA SIGILLIS MAIORIBUS REGIAE LITERARUM UNIVERSITATIS ET ORDINIS MEDICORUM
ADIECTIS ORDINIS EIUSDEM DECANUS ATQUE RECTOR MAGNIFICUS ET SECRETARIUS UNIVERSITATIS IPSI SUBSCRIPSERUNT
(LS) (LS)

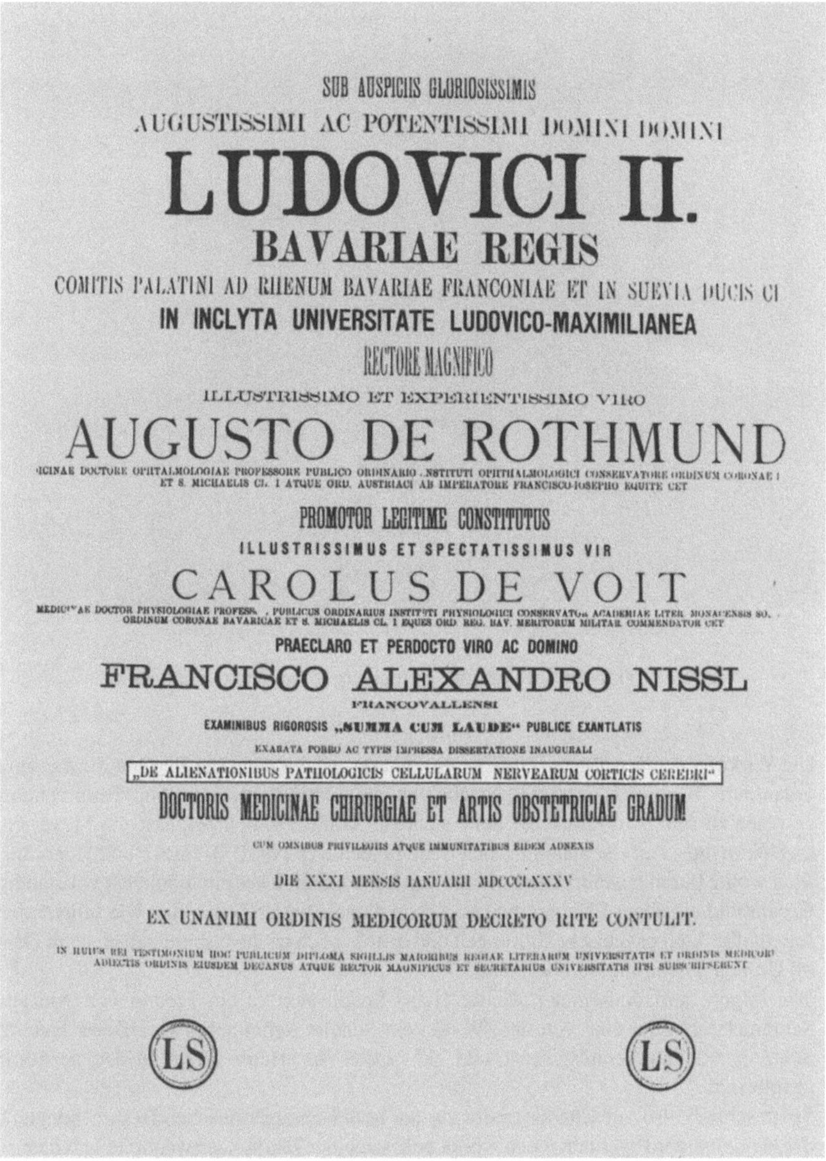

Abb. 11. Promotionsurkunde von Franz Alexander Nissl

Nissl war wie sein Chef Kraepelin kritisch-naturwissenschaftlich eingestellt. Er hoffte auf eine histopathologische Absicherung der von Kraepelin inaugurierten Krankheitseinheiten. Die pathologische Morphologie sollte wissenschaftliche Anregungen und Folgerungen geben, aber niemals an Beziehungslosigkeit zu anderen Disziplinen leiden.

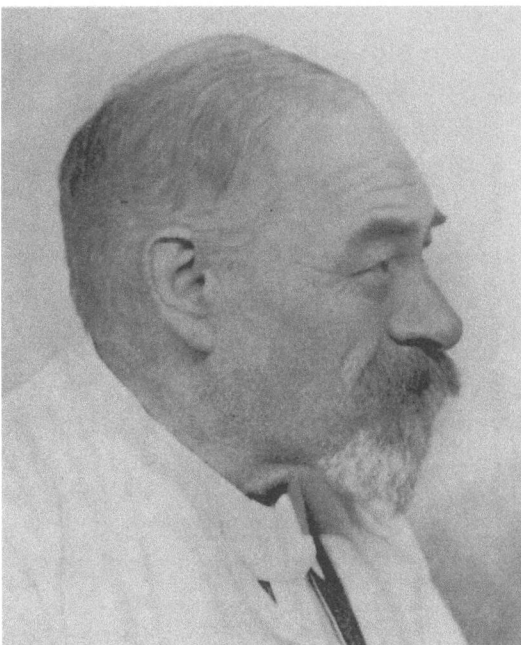

Abb. 12. Nissl als Direktor der Heidelberger Psychiatrischen Klinik

Die Wirkung der damaligen *Heidelberger Schule* auf die deutsche Psychiatrie war außerordentlich. Besonders ertragreich scheinen die klinisch-anatomischen Besprechungen gewesen zu sein. Auf klinischer Seite standen Gruhle, Homburger, Jaspers, Meyer-Groß und Wilmanns. Auf der anatomischen Seite fanden sich Nissl, O. Ranke und Hugo Spatz. Man wollte durch ausführliche Referate von beiden Seiten her ein möglichst vollständiges Gesamtbild einzelner Fälle erarbeiten. Schon damals wurde Spatz klar, wie schwer derlei sein mußte, weil psychische Störungen und histologisch nachweisbare Schäden am Gehirn im Grunde „inkommensurabel" sind.

Wir folgen gern und immer wieder Hugo Spatz, weil er ein Freund von Alexander Schmincke und der eine von uns (W. D.) ein Schüler Schminckes war. Doerr hatte also Spatz persönlich kennengelernt und ihn später im Hause Wg. Jacob* ausführlich „exploriert".

Spatz schrieb also zur Charakterisierung der „klinisch-anatomischen Besprechungen" in der Heidelberger Psychiatrischen Klinik bald nach der Jahrhundertwende Folgendes:

Für den Geist des Hauses, in dem diese Aussprachen stattfanden, zeugen die Worte von Karl Jaspers, die das fassen, was wir alle empfinden: „Ein seltenes Ideal ist ein schöpferischer Forscher, dessen Entdeckerkraft seine Kritik nicht lähmt, sondern steigert, weil sein Entdecken selbst methodisch ist und weil sein Wissen um den Sinn des Entdeckten ihn

---

Anm.*: Prof. Dr. Wolfgang Jacob war jahrelang Mitarbeiter von W. Doerr und mit diesem befreundet. Jacob war ein Neffe von Spatz; die Gespräche konnten völlig frei geführt werden.

Die Pathologen der Rheinpfalz 37

bescheiden macht. Ein solcher Forscher war Franz Nissl. Ihm danke ich nicht nur, daß ich sehen konnte, wie ein echter Forscher lebt..., sondern daß er mir Arbeitsmöglichkeit gab, obgleich er meinen Bestrebungen mit Abneigung gegenüberstand... In seiner Klinik habe ich erfahren, daß für alle Erkenntnisbemühungen nichts wichtiger ist als der Geist eines Hauses. Wo einige wenige, in der Diskussion sich beschwingende Menschen sich ständig treffen, da entsteht wirklich Bewegung, wenn der Chef durch Wahl und Glück die Männer findet, für die natürlicher Respekt, verläßlicher Takt und Redlichkeit die Maßstäbe festhalten, welche sonst, sei es bei gewaltsamer Führung einer Klinik, sei es bei freimütiger Diskussion al pari, so leicht verlorengehen". In einem *waren* sich Kraepelin und Nissl einig, in der leidenschaftlichen kompromißlosen Hingabe an Forschung und Wahrheitssuche.

Daß in diese Lebensspanne Nissls große Arbeiten fielen, ist selbstverständlich. Wir kommen darauf zu sprechen. Zunächst noch einige Daten zu Nissls Lebensweg: 1896 wurde Nissl in Heidelberg mit einer nie gedruckten Arbeit über chronische Zellerkrankung der Großhirnrinde habilitiert. 1901 wurde er außerordentlicher Professor. Nach der Wegberufung Kraepelins nach München wurde Nissl Ordinarius und Direktor der Heidelberger Klinik (1904). Nissl wurde 1914 zum Geh. Hofrat ernannt. Am 01. April 1918 folgte er zum zweiten Mal einem Rufe Kraepelins: Er gab das Heidelberger Ordinariat auf, wurde zum Honorarprofessor in München ernannt und ging als Leiter der Histopathologischen Abteilung an die von Kraepelin geleitete Deutsche Forschungsanstalt für Psychiatrie. Er wollte sich von jetzt an ausschließlich der morphologischen Krankheitsforschung widmen. Leider war Nissl zu dieser Zeit schon krank. Er litt an den Folgen einer chronischen, zu spät erkannten Nephritis und starb am 11. August 1919 an einer Urämie.

Für unseren Beitrag wichtig erscheinen uns folgende Publikationen Nissls aus seiner Heidelberger Zeit:

Zum gegenwärtigen Stande der pathologischen Anatomie des zentralen Nervensystems
Cbl. Nervenheilk. Psychiatr. 14:517–528 (1903)

Die Neuronenlehre und ihre Anhänger. Ein Beitrag zur Lösung des Problems der Beziehungen zwischen Nervenzelle, Faser und Grau
Jena: G. Fischer 1903 (Abb. 13)

Histologische und histopathologische Arbeiten über die Großhirnrinde (gemeinsam mit Alois Alzheimer), 6 Bände und 1 Ergänzungsband
Jena: G. Fischer 1904–1921
(besonders Bd. 1 aus Nissls Feder !)

Für uns Morphologen ist von größter Bedeutung, daß Nissl eine Methode der Darstellung der Nervenzellen ausgearbeitet hat, bei der die Ganglienzellen mit Kernstrukturen und Granula – den Nissl'schen Schollen des Protoplasma – in wunderbarer Klarheit hervortreten, so daß man von *„Äquivalentbildern"*, – nämlich dessen, was man durch die Nissl-Färbung sichtbar machen kann, zu den etwaigen

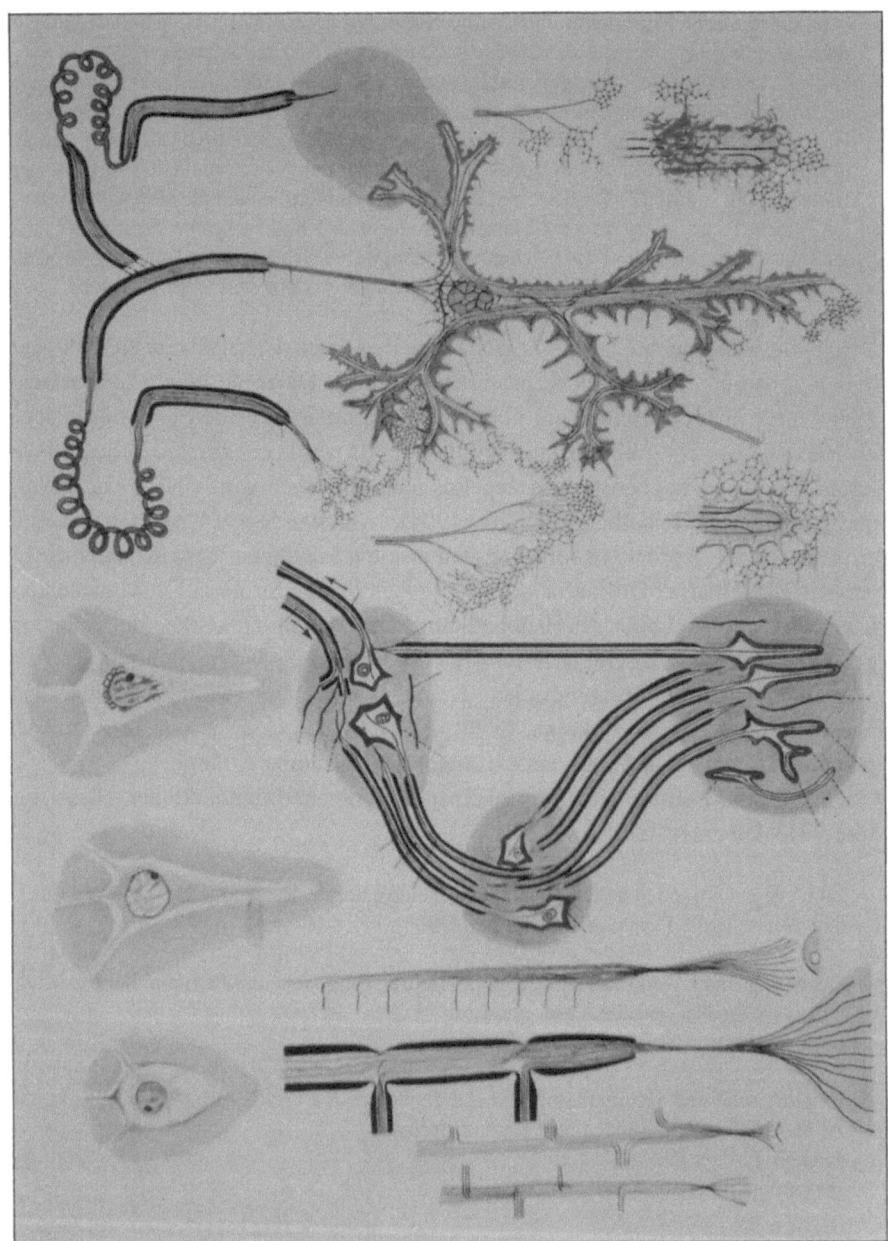

Abb. 13. Nissls Kritik an der Neuronenlehre. Darstellung der Organisation der grundsätzlich möglichen Verzweigungen der Nervenzellen. Links unten: klassische Wiedergabe der Ganglienzellen nach der von Nissl angegebenen Färbung

Die Pathologen der Rheinpfalz 39

Einwirkungen, die voraufgegangen sind –, sprechen durfte. Die „Äquivalentbildthese" geht natürlich wie ein roter Faden durch die ganze wertende Zytopathologie, hatte aber die entscheidenden Impulse durch Nissl empfangen.

Alexander Schmincke, der ungewöhnlich sorgfältig arbeitete, hatte in der letzten Auflage des Aschoffschen Lehrbuches (Bd. II, 1936) die „klassisch" gewordenen Ganglienzellveränderungen Nissls zusammengestellt. Wir geben einen Auszug:

1. *Primäre Zellreizung Nissls:* Man findet diese Störung bei der retrograden axonalen Degeneration. Die Stärke der Reaktion ist abhängig von dem Abstand zwischen Ganglienzelle zu der Stelle der Unterbrechung des Nervenzellfortsatzes. Ist der Abstand gering, kann die Ganglienzelle zugrunde gehen. Ist der Abstand größer, dann schrumpft die Zelle; ist er sehr groß, muß an der Nervenzelle gar nichts geschehen. Im allgemeinen findet man eine Schwellung von Zellkern, Kernkörperchen und Protoplasma. Der Prozeß ist reparabel. Die Nissl-Granula kann neu gebildet werden. Die primäre Zellreizung findet sich nicht nur nach Trauma, sondern auch Infektion und Intoxikation. War die Schädigung erheblich, kann die Zelle zugrunde gehen.
2. *Akute Zellerkrankung Nissls:* Es handelt sich um eine akute Schwellung mit „Tigrolyse" (d. h. Auflösung der Nissl-Schollen). Die akute Zellererkrankung findet man bei Epilepsie, aber auch bei der progressiven Paralyse. Die Ganglienzellen werden schließlich schattenhaft.
3. *Chronische Zellerkrankung Nissls:* Dabei schrumpft die ganze Zelle, die Nissl-Schollen verklumpen, sie werden schmal und scharfkantig. Die Zellfortsätze schrumpfen und werden geschlängelt. Der Prozeß läuft auf eine Zellsklerose hinaus. In der Umgebung der Ganglienzellen werden imprägnierbare Substanzen abgelagert. Sie umhüllen die Nervenfortsätze derart, daß diese wie ein Bein in einer Hose zu stecken scheinen. Man spricht von „Zellhosen". Die chronische Zellerkrankung kommt vor bei schwerer Arteriosklerose, seniler Demenz und chronischem Alkoholismus.
4. *Schwere Zellerkrankung Nissls:* Es handelt sich um die Verflüssigung des Protoplasma; der Ganglienzellkern schrumpft und zerfällt. Die Nissl-Schollen lösen sich auf („Tigrolyse"). Die Ganglienzellen werden in Körnchen und Ringelkörperchen umgewandelt. Vielfach entstehen sog. Degenerationskugeln. In ihrer Umgebung trifft man auf eine amöboide Gliareaktion. Die schwere Zellerkrankung findet man bei chronischen Allgemeininfektionen und bei Urämie.
5. *Ischämische Zellerkrankung:* Die Zellkerne schrumpfen und zeigen eine Hypochromasie. Das Protoplasma erscheint homogenisiert. Die ischämische Zellerkrankung wird bei ischämischen Insulten, aber auch in der weiteren Umgebung von Blutungen gefunden.
6. *Homogenisierende Zellerkrankung:* Die Ganglienzellen ähneln jetzt in ihrem Phänotypus dem Bild der ischämischen Zellerkrankung. Der Prozeß verläuft insgesamt langsamer. Typisch ist eine konkomitante Gliareaktion. Sie modelliert den Verlauf der Nervenzellfortsätze (besonders der Dendriten). Dabei entstehen eigenartige „Totenladen" und „Gliastrauchwerkbildungen"

Allgemeinbiologisch von höchstem Interesse ist der von Nissl geführte Nachweis der Granula, vor allem im Zelleib motorischer Ganglienzellen (Tigroidschollen). Sie sind (färberisch) pyroninophil, bestehen also überwiegend aus Ribonukleinsäuregemischen *und* stellen ein Äquivalent zellulärer Unversehrtheit dar. Schwinden die Nissl-Granula, kann dies Ausdruck einer gesteigerten funktionellen Belastung, aber natürlich auch einer Schädigung (im Sinne der „Zellerkrankungen") sein. Die Anwesenheit der Zellschollen ist morphologisch ein Zeichen dafür, „daß alles in Ordnung" ist. Die Cooperation zwischen Zellkern und Zytoprotoplasma stimmt. Eine exzessive funktionelle Belastung würde zum Aufbrauch der Ribonukleoproteingranula, eine toxische oder infektiöse Belastung, aber zu einer Bildungsstörung dieser Granula führen. Jedenfalls bedeutet *Tigrolyse*, daß im metabolischen Zellenleben irgendetwas nicht stimmt.

Die *Neuronenlehre* wurde von Nissl durch eine Fülle von Argumenten scharfsinnig, sorgfältig, fleißig zu widerlegen versucht. Die Alternative Continuität :/: Contiguität ist heute, im Zeitalter der Synapsenlehre und der Überträgerstoffe, fast nur noch historisch interessant. Gleichwohl stammen aus dem Heidelberger Laboratorium Nissls die eindrucksvollen und auch heute noch beachtenswerten „Organisationsschemata" des nervösen Zentralorganes (Abb. 13; Doerr 1985).

Wer aus heutiger Sicht auf die erkenntnistheoretische Situation zur Zeit von Nissls besten Arbeitsjahren zurückschaut, wird erkennen, daß man geneigt war, die Krankheitsprozesse am Nervensystem – morphologisch – in zwei Hauptgruppen „einzufangen", nämlich solche, bei denen das ektodermale Parenchym selbständig und primär erkrankt, und solche, bei denen die mesenchymalen Veränderungen einen Hauptfaktor darstellen. So heuristisch wertvoll das „Keimblattdenken" in Jahrzehnten gewesen ist, so ist es aus heutiger Sicht „überwunden", d. h. in seiner Bedeutung stark eingeengt, weil Ultrastrukturforschung einerseits, vor allem aber die „Neurochemie" (Patho-Neuro-Chemie Quadbecks) andererseits einen sehr viel umfassenderen Blick freigegeben haben. Sei dem, wie immer, ohne daß man die Nissl'schen Arbeiten innerlich nachvollzogen, durchdacht und „gegenständlich", d. h. histopathologisch begriffen hat, kann es auch heute kein tieferes Verständnis für das komplexe Geschehen am alterierten Nervensystem geben. Ohne *ergon* kein *organon*, ohne daß die Hand begreift, kann das Auge nicht sehen!

Bleibt ein Letztes anzumerken: War Nissl ein Pfälzer? Ja und nein, und doch ganz überwiegend: Der mental sehr fest gefügte Vater von Franz Nissl hätte niemals eingewilligt, daß sein Sohn einen anderen Beruf erlernt, als den eines Geistlichen. Allein der frische Wind in weltanschaulichen Dingen, der damals durch „Rheinbaiern" wehte, öffnete die für Franz Nissl allein angemessene Lebens-Chance: Weiter: Es mag kein Zufall gewesen sein, daß unser Nissl seine fruchtbarsten Jahre in Heidelberg, dem geistigen Ziel- und Brennpunkt pfälzischen Lebens gefunden hat. Andererseits: Nissl war trotz der von Spatz so ansprechend geschilderten, liebenswerten, menschlichen Züge ein Sonderling. Er war unverheiratet, hatte keinen eigenen Hausstand, lebte nur in seiner Klinik, in der Hauptsache in dem geliebten Labor! Für ihn, ja sozusagen für Franz Alexander Nissl allein gelten Horazens Worte:

Quid verum atque decens, curo et rogo,
et omnis in hoc sum!

(Was recht und schicklich sei, kümmert mich,
ich lebe ganz darin!)

(Nur so allein kann man verstehen, daß Nachrufe und Gedenkschriften für und auf Nissl ein halbes Hundert ausmachen!).

V. Theodor Fahr

Er war ein sehr besonderer Mensch, ein genialer Erforscher der klinischen Wertigkeit bestimmt-charakterisierbarer morphologischer Befunde. Er besaß die Gabe der Gestaltsichtigkeit in deren Bedeutung für nosologische Zusammenhänge. Fahr war das jüngste unter 6 (!) Kindern wohlhabender Eltern in Pirmasens. Er besuchte die Schule in Pirmasens und Speyer, daß er Medizin studieren und Arzt werden wollte, war für ihn unzweifelhaft. Er studierte in Gießen, München, Berlin und Kiel; Staatsexamen und Promotion 1902 in Gießen. Fahr wurde am 03. Oktober 1877 geboren und trat am 01. April 1902 – also noch 24 Jahre alt – bei Eugen Bostroem in das 1890 erbaute, also noch neue Pathologische Institut, als Volontärassistent ein. Vom 01. Oktober 1902 bis zum 31. Januar 1904 wurde er Assistent bei Morris Simmonds am Krankenhaus St. Georg in Hamburg.

> Über Simmonds und sein Werk hat kürzlich W. Saeger anschaulich berichtet (1993). Simmonds wurde am 14.01.1855 auf der damals dänischen Karibikinsel St. Thomas geboren, kam im Alter von 6 Jahren nach Hamburg, ging dort zur Schule, studierte in Tübingen, Leipzig, München, Kiel; wurde 1879 in Kiel bei Arnold Heller promoviert, arbeitete zunächst als Assistent bei Heller, also pathologisch-anatomisch, dann bei Bülau, Krankenhaus St. Georg in Hamburg, intern-medizinisch und von 1885 an als praktischer Arzt. Allein die Schule von Heller hatte nachwirkende Folgen. Simmonds blieb der Pathologie treu und wurde 1889 Prosektor in St. Georg. Er war ein unermüdlicher Arbeiter und gab erst 1905 seine ärztliche Praxis auf.

Fahr hatte Simmonds als eigentlichen Lehrer bezeichnet. Wir sehen hierin eine Fern- (und Spät-)Wirkung von Arnold Heller, aus dessen Schule ja auch R. Rössele hervorgegangen war. Theodor Fahr arbeitete vom 01.03.1904 bis zum 15.08.1904 bei Elias Metschnikoff am Institut Pasteur in Paris. Vom 15.09.1904 bis zum 01.07.1905 wurde Fahr Assistent bei Deneke auf der Inneren Abteilung des Krankenhauses St. Georg in Hamburg. Hier also kam er in die Nähe von Simmonds. Inzwischen war in Mannheim ein großes Städtisches Krankenhaus entstanden, die Prosektur aber befand sich im Keller des alten Hauses. Um deren Leitung bewarb sich Dr. Fahr. Er erhielt die Position auf den 01. November 1909. Er blieb dort bis zum 30. September 1913. Diese vier Mannheimer Jahre wurden die wissenschaftlich ertragreichsten. Fahr traf dort auf Franz Volhard als bereits renommierten Inneren Kliniker. Sie besprachen und durchdachten alle gemeinsamen Fälle und schufen ihr epochemachendes Werk „Die Bright'sche Nierenkrankheit" (1913). Auf den 01. October 1913 verließ Fahr das der pfälzischen Heimat nächst-nachbarlich verbundene Mannheim und übernahm die Leitung des Pathologischen Institutes des Allgemeinen Krankenhauses in Hamburg-Barmbek. Fahr wurde 1919, ohne habilitiert zu sein, planmäßiger a. o. Professor und auf den 01. Juli 1924 als Ordinarius und Direktor des Pathologischen Institutes an das Universitätskrankenhaus Hamburg-Eppendorf berufen. In seinem beruflichen Werdegang sind zwei Dinge auffällig: Er wurde mit 28 Jahren selbständiger Institutsleiter (St. Gerog) und mit 42 Jahren Extraordinarius, ohne jemals Privat-Dozent gewesen zu sein. In den ärztlichen Vereinen in Mannheim und Hamburg sowie den Sitzungen der Deutschen pathologischen Gesellschaft brillierte er durch Scharfsinn, spontane förderliche Diskussionsbemerkungen, aber auch durch collegiale Freundlichkeit und Hilfsbereitschaft. Ein Höhepunkt seines fachlichen Wirkens war die Doppeltagung 1938 in Stuttgart und Tübingen, die er als Präsident der Pathologen gemeinsam mit der Gesellschaft für Verdauungs- und Stoffwechselkrankheiten – Generalverhandlungsthema „Thesaurismosen" – gestaltete. Zur Charakterologie Fahrs hatte E. Laas (1951) bemerkt, Fahr sei bestimmt worden durch eine Harmonie „von weiter Spannung". Die „Polarität" seines Wesens sei bestimmt gewesen durch den „Gegensatz" seiner beiden Heimaten: Als echter Pfälzer sei er bestimmt worden durch das Menschenbild der geliebten Rheinpfalz, d.h. durch Temperament, witzigen Geist, Lebensfreude und gesellige Temperamente, als „Wahl-Hamburger" durch Schaffenskraft und kritische Grundhaltung. Was Fahr besonders auszeichnete, war sein begeisterter Wechsel zwischen beharrlicher Arbeit und heiterem Lebensgenuß. Fahr war Corpsstudent und ist den Prinzipien des HKSCV sein Leben lang treu geblieben. Das bedeutete natürlich, daß er mit der Weltanschauung des sog. Dritten Reiches nie etwas zu tun haben wollte. Mit der sanguinischen Grundveranlagung Fahrs kontrastierte in eigenartiger Weise eine endogene Neigung zu Besorgtheit und eine – während der Jahre des 2. Weltkrieges – stärker werdende pessimistische Einstellung. Laas berichtete von „periodischen Stimmungsschwankungen", denen pathische Züge eigen gewesen seien. Was den Menschen und Freund Th. Fahr im Letzten ausgemacht, ja charakterisiert habe, sei die „Ursprünglichkeit des Herzens" gewesen, das bedeutet doch wohl seine offene ehrliche Natürlichkeit (Abb. 14).

Wenn man die *wesentlichen wissenschaftlichen Leistungen* sichtbar machen will, müssen folgende Hauptthemen genannt werden:

Morbus Brightii (also bestimmt-charakterisierbare Erkrankungen der Nieren),
Rheumatische Granulomatose,
degenerative Herzmuskelerkrankungen und
„Fahr'sche Krankheit".

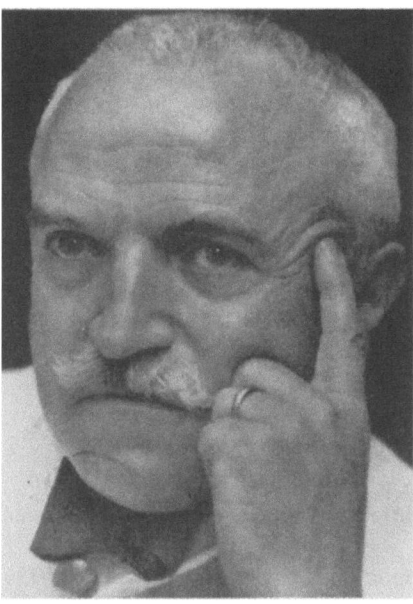

Abb. 14. Th. Fahr als Präsident der Deutschen Pathologischen Gesellschaft 1938

Die jahrelange Beschäftigung mit den klassischen Nierenkrankheiten hat Th. Fahr buchstäblich weltberühmt gemacht. Edmund Randerath, sein Antagonist auf dem Gebiet dessen, was man seit 1905 (!) Nephrose nannte, pflegte immer wieder zu betonen: Fahr sei der beste Kenner der pathologischen Morphologie der Niere, den es überhaupt gäbe. Der eine von uns (W. D.) hatte mehr als drei Jahre unter Randerath gearbeitet und diese oder sehr ähnliche Formulierungen aus dem Munde Randeraths vernommen.

Anläßlich der Feier des 50-jährigen Bestehens des ärztlichen Vereins in Mannheim erhielten Volhard und Fahr eine namhafte Spende, die es ermöglichte, das gemeinsame Werk „Die Bright'sche Nierenkrankheit, Klinik, Pathologie und Atlas" (Berlin: Springer 1913/1914) herauszubringen. Es fand in kurzer Zeit weiteste Beachtung und leitete eine Fülle konsekutiver Untersuchungen ein. Zunächst einige erklärende Bemerkungen:

Richard Bright (1789–1858, London) beschrieb das Krankheitsbild, welches mit Wassersucht und Albuminurie einhergeht, und erkannte eine Nierenkrankheit als Ursache des Phänomens. Im Museum von Guy's Hospital in London werden die Organpräparate von Bright aufgestellt, insbesondere zwei Fälle von Schrumpfnieren, noch heute aufbewahrt. Im Jahre 1827 fertigte Bright ein Schaupräparat an, bei dem ein hypertrophisches Herz (Cor bovinum) mit einer höhergradigen Schrumpfniere, gemeinsam montiert, in *einem* Sammlungsglas aufgestellt wurden. Wassersucht, Albuminurie, Herzvergrößerung und

Schrumpfnieren gehörten also nach der Konzeption von Bright zusammen. Man spricht noch heute von der *Bright'schen Krankheit* und *versteht darunter diejenigen Nierenkrankheiten, die hämatogen entstehen, doppelseitig auftreten, nicht eitrig sind und in das Ausscheidungsgeschäft der Nieren eingreifen.* Sie werden also durch eine „Betriebsstörung" zusammengehalten. Volhard und Fahr haben den Morbus Bright in drei große Gruppen eingeteilt:

1. die Nephrose,
2. die nicht-eitrige Nephritis und
3. die Nephrosklerose.

Das vortrefflich illustrierte Werk vermittelte einen klaren Eindruck von dem, was gemeint war, daß es auch unter Zugrundelegung der klinischen Phänomenologie nützlich sei zu unterscheiden

degenerative,
besondere (nämlich nicht-eitrige) entzündliche und
vasculär-sklerosierende (also entparenchymisierende) Nierenkrankheiten.

Diese Gliederung war eine Großtat, denn man tat sich vor 1914 sehr hart, die „chronische parenchymatöse Nephritis" von der „Nephritis mixta" und von den arteriosklerotischen Veränderungen zu unterscheiden. Wir versuchen, im Folgenden einen Eindruck von den Befunden zu vermitteln, die Volhard und Fahr unterschieden wissen wollten:

Da wurden zunächst besprochen die *Nephrosen.* Der große Internist Friedrich von Müller hatte auf der Pathologentagung in Meran (1905) den Namen „Nephrose" vorgeschlagen, um damit diejenigen Nierenerkrankungen zu kennzeichnen, die entweder ausschließlich degenerativer Natur sind oder bei denen ein entzündlicher Prozeß nicht über jeden Zweifel erhaben nachgewiesen werden kann. Die „Nephrose" ist daher nicht einheitlich, weder nach dem Wesen, noch nach der Morphologie, noch nach der Ursache. Die historische Namensgebung orientierte sich ausschließlich nach dem praktischen Bedürfnis, klinisch-funktionell „entzündliche" und „nicht-entzündliche" Veränderungen im Nierengewebe voneinander zu unterscheiden. Man sprach also von „einfachen akuten Nephrosen" (Abb. 15 a, Abb. 15 b, Abb. 15 c , Abb. 15 d) und „bestimmt-charakterisierten Nephrosen (Abb. 16 a, b; Abb. 17 a, b). Die *Nephritis* wurde eingeteilt in „die akute diffuse Glomerulonephritis (Abb. 18 a, Abb. 18 b, Abb. 19), die herdförmige Glomerulonephritis und die interstitielle Nephritis. *Daneben* versuchte man sich auf dem Feld der vasculären (vorwiegend arteriosklerotischen, arteriolosklerotischen, später auch arteriolitischen) Nierenläsionen. Dies gelang damals nur unvollkommen. Andererseits muß man feststellen, daß der Schweizerische Pathologe H. U. Zollinger noch 1966 – in einem genialen Sammelwerk – der von Volhard und Fahr gegebenen nosologischen Ordnung der zum Morbus Brightii gehörigen Läsionen im Grundsatz treu geblieben ist.

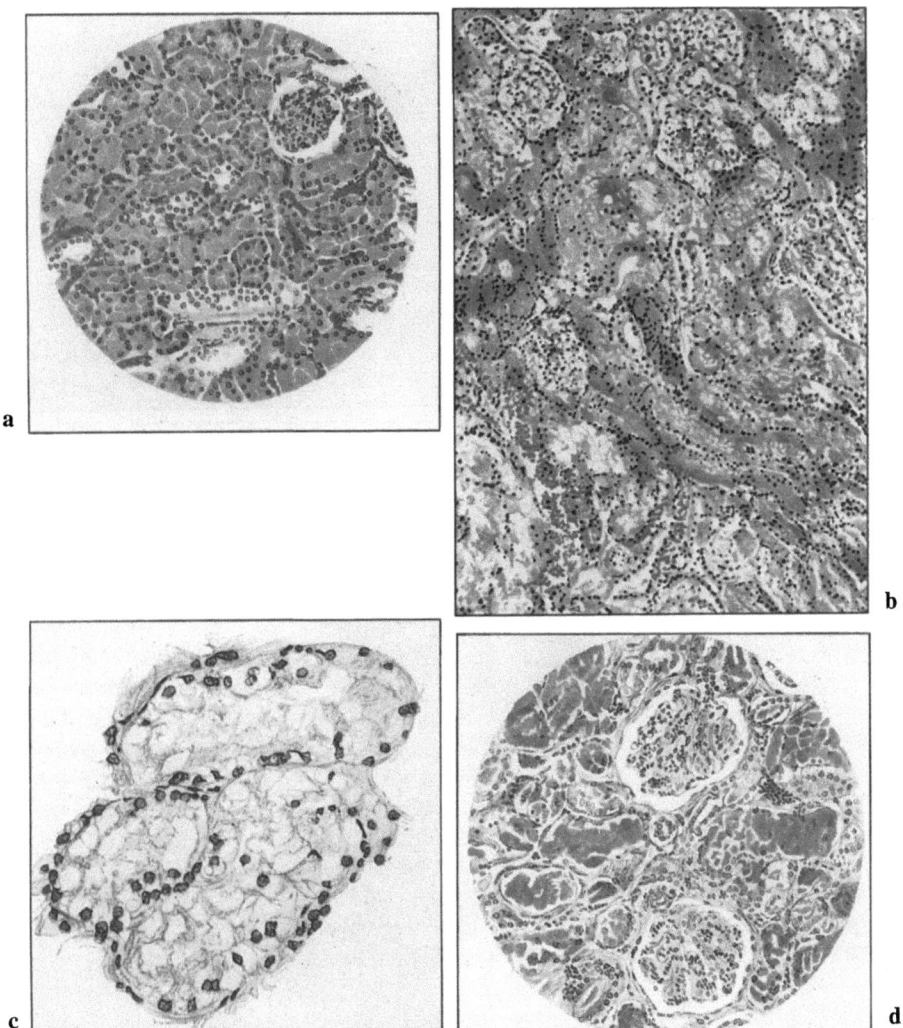

Abb. 15 a–d. Reproduktion der Dokumente betreffend die Gliederung des Morbus Brightii nach der Darstellung von Theodor Fahr im Handbuch von Henke-Lubarsch, Bd. VI, Teil 1 (1925). *Cave:* **a:** Trübe Schwellung; **b:** Hyalin-tropfige Entartung; **c:** Vakuoläre Degeneration; **d:** Nekrotisierende Nephrose nach akuter Sublimatvergiftung

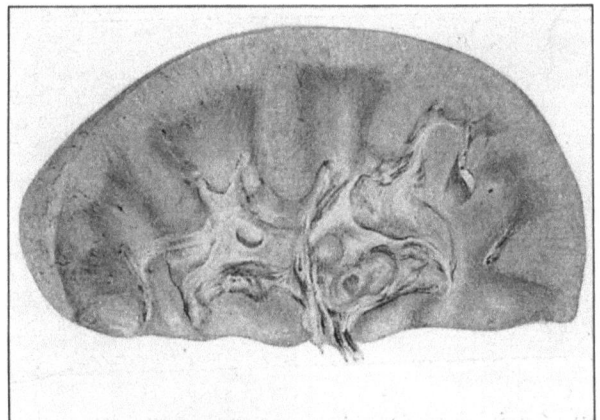
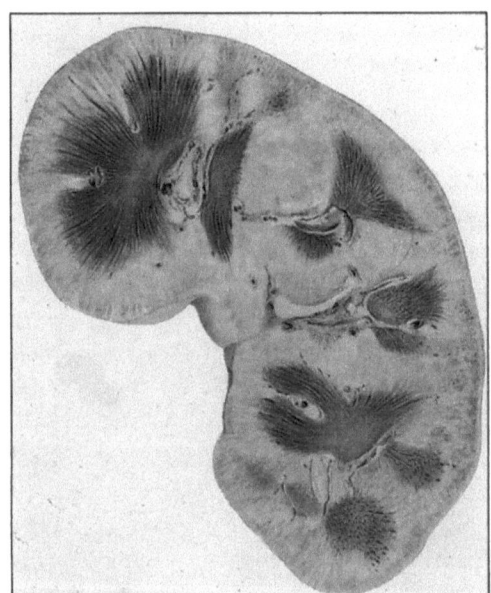

Abb. 16a. Lipoidnephrose; **b:** Amyloidnephrose

Die Pathologen der Rheinpfalz 47

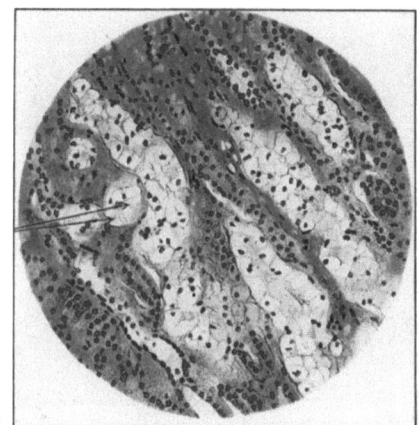 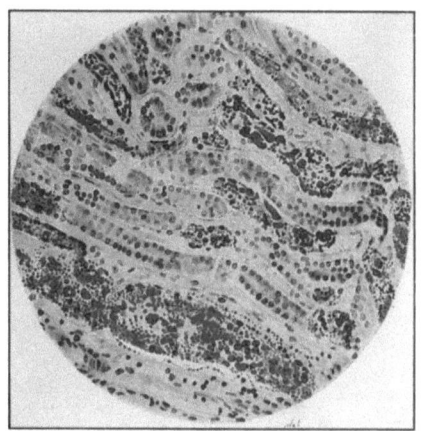

a b

Abb. 17a. Nephrose bei Diabetes mellitus mit Armanni-Eberstein'schen Zellen; b: Hyperglykämische Nephrose mit starker Glykogenspeicherung

Noch während das Standardwerk von Volhard und Fahr in Verbreitung begriffen war, verließ Th. Fahr Mannheim und ging 1913 nach Barmbek. Die Wege der „Schlüsselfiguren" fingen an zu divergieren. Auf der Kriegstagung der deutschen Internisten 1916 empfahl Volhard seine überaus segensreich gewordene Therapie, Nephritiskranke solange als möglich hungern und dursten zu lassen. Er hat dadurch zahllosen an „Feldnephritis" erkrankten Soldaten das Leben gerettet. Volhard veröffentlichte 1918, noch von Mannheim aus, seine Monographie „Die doppelseitigen hämatogenen Nierenerkrankungen (Brightsche Nierenkrankheit)" – 576 Seiten –, in der er fußend auf der Basismonographie mit Fahr eigene Wege auf dem Gebiet der Pathophysiologie der kranken Niere ging. Von einer echten (inneren) Trennung der beiden kann man nur insofern sprechen, als Volhard den Entzündungsbegriff am Glomerulus anders verstanden wissen wollte. Unter dem Eindruck der Retinitis angiospastica, also der Gefäßveränderungen am Augenhintergrund akut Nephritiskranker, nahm er an, daß die scheinbare Ischämie der glomerulären Gefäße der Niere bei „akuter diffuser Glomerulonephritis" ebenfalls durch Spasmen zu erklären sei. Fahr aber blieb als Morphologe auf dem zweifellos richtigen Erkenntnisweg, daß sich entzündliche Veränderungen „standortgemäß" zu entwickeln hätten, die Volhard'sche Ischämie eine scheinbare wäre, hervorgerufen natürlich durch Schwellung und Verquellung der Endo- und Mesothelien.

Auf die Nachwirkung der damaligen Debatte mag folgendes zurückzuführen sein: Als W. D. im Sommer 1936 in der Darmstädter Pathologie unter Paul SCHNEIDER arbeitete, gehörte es zur selbstverständlichen Pflicht jedes Obduzenten, die auf dem Gefriermikrotom eigenhändig angefertigten Nierenschnittpräparate der Oxydasereaktion zu unterziehen. Fanden sich mehr als 20 „positive" Zellen, vermutlich Leukocyten, durfte man die Diagnose „Glomerulonephritis" wagen.

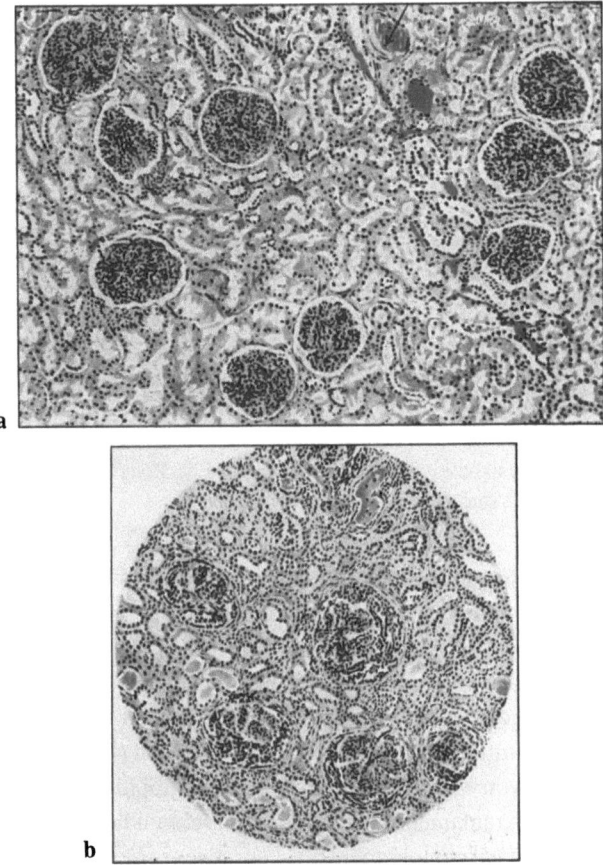

Abb. 18. a. Akute Glomerulonephritis; **b:** Subchronische Glomerulonephritis

Es ist uns Herzenssache, auf Fahrs Beitrag im Handbuch von Henke-Lubarsch (1925), wieder über den Morbus Bright, hinzuweisen, in dem der Komplex aller dieser Fragen erschöpfend dargestellt wurde. In einem Nachtrag zu dieser Abhandlung wurde besonders zum Nephroseproblem Stellung genommen. In dieses war eine zunehmende Bewegung gekommen. Im Jahre 1942 erschien eine Sammlung von Volhards Vorträgen unter dem Titel „Nierenerkrankungen und Hochdruck". Dieses Buch liest sich mit Vergnügen, gleichsam in *einem* Zuge. Es gleicht einer einzigen freundschaftlichen Auseinandersetzung mit Fahr. Inzwischen hatte Erwin Becher, ein Schüler Volhards, in Frankfurt ein eigenes Sammelwerk „Nierenkrankheiten" vorbereitet, dessen erster Band 1944 erschienen war. 20 Autoren waren tätig geworden. Theodor Fahr hat hier ein letztes Mal „Die Morphologie des Morbus Brightii" (auf 68 Seiten) dargestellt. In einem ergänzenden Beitrag deutet Becher

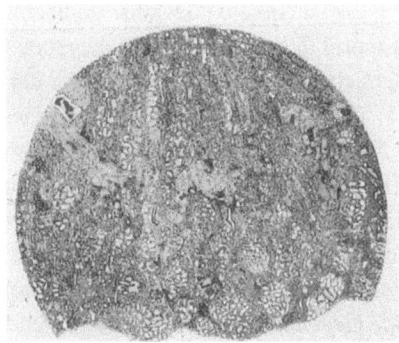

Abb. 19. Sekundäre Schrumpfniere, chronische Glomerulonephritis mit Granulierung!

an, daß sich einige Tatsachen der fortentwickelten Filtrationsrückresorptionstheorie der Nierenfunktion nicht immer mit Fahrs Grundvorstellungen von Nephrose – Nephritis in Übereinstimmung bringen ließen. Am 05. September 1944 starb Becher. Der von ihm teilweise vorbereitet gewesene zweite Band wurde von Volhard ediert und erschien 1947! Jetzt arbeiteten 12 Autoren am Werk, unter ihnen Edmund Randerath. In seinem Beitrag „Nephrose – Nephritis" bringt er seine Auffassung zum Ausdruck, daß beide Phänomene, also Nephrose und Nephritis Folge sein könnten „glomerulärer Betriebsstörungen". Eine Nephrose könne sowohl, wenn auch seltener, so wie Fahr dies gewollt hatte, Folge einer Funktionsstörung der Tubulusepithelien, vorwiegend aber der Rückresorption der durch die glomerulären Membranen permeierten Metabolite aus einem alterierten Allgemeinstoffwechsel des kranken Menschen sein. Danach durfte man also im Sinne Randeraths definieren: Die eigentliche, d.h. bestimmt-charakterisierbare chronische Nephrose (klinisch ausgezeichnet durch Albuminurie, Ödemneigung, fehlenden Bluthochdruck) sei „Antwort" der Niere auf eine vor und außerhalb der Niere ablaufende Stoffwechselstörung!

Freilich ließ sich zeigen, daß gezielte Giftwirkungen auch direkt an den Tubulusepithelien angreifen konnten (Doerr 1952; Doerr und Becker 1951). Eine sog. akute Nephrose – „Nephroblaptose", also Schädigung, konnte auch ohne Permeation über die glomerulären Membranen entstehen.
Weiter muß auf das Haarnadelgegenstromprinzip (Werner Kuhn und K. Ryffel 1942; Wasserbewegung in gegenläufigen Kanälen durch osmotische Diffusionspumpe; Multiplikatonsprinzip; Hans Netter 1959) hingewiesen werden.

Die außerordentlich verwickelten Vorgänge der pathischen Reaktionsmöglichkeiten des *Nephron*, also der konstruktiven Einheit der Niere, haben eine Bereicherung durch die Ultrastrukturforschung gefunden (Thoenes 1964). Hierdurch wurde die apparative Ausstattung der Bausteineinheiten sichtbar gemacht, ja dem suchenden Pathologen („ubi est locus morbi ?") zum Greifen nahegebracht. Thoenes ist der Pathologie der Niere treu geblieben und hat als Vorsitzender der Deutschen Gesellschaft für Pathologie die 75. Tagung 1989 in Koblenz unter dieses Thema gestellt. Natürlich ist Fahr heute in den Hintergrund getreten, einfach weil zahllose neuere Untersuchungsmethoden (Immun-Zyto-Chemie; Molekularbiologie) die ätiologische Betrachtungsweise an die Stelle der (für Volhard und Fahr legitimen) phänomenologischen gestellt haben. Thoenes hat auf dieser Tagung u. a. vorgetragen über *„Klinische Pathologie des Glomerulus – vom Phänomen zur Entität"* und dabei eine *vergleichende Gegenüberstellung* der verschiedenen Terminologien („Krankheitsbezeichnungen") betreffend (I.) Diffuse Glomerulonephritis (nämlich 1. exsudativ-proliferativer; 2. mesangial-endocapillärer; 3. intraextracapillärer, proliferativer; 4. proliferativ-sklerosierender; 5. membranoproliferativer; und 6. solcher mit Minimalläsionen) sowie (II.) Fokal-segmental betonter Glomerulopathien, und zwar unter Benutzung der Empfehlungen von Thoenes, Bohle, Zollinger-Mihatsch und der WHO *ausgebreitet*. Dieser Vortrag war wie ein Dictionnaire, um die heutige Sprache der Nephropathologen zu verstehen, aber auch um die Wegstrecke zu markieren, die jenseits der klassischen Arbeiten von Fahr zurückgelegt worden war. Thoenes präsentierte also eine „Standortbestimmung" auf das Jahr 1989. Bohle und Mitarbeiter (1989) haben eine ausgezeichnete problemgeschichtliche Studie „Über benigne und maligne Nephrosklerosen" aufgrund der Untersuchung von 792 Fällen vorgelegt und darauf hingewiesen, daß Volhard und Fahr schon 1913 zwei Formen von Nephrosklerosen unterschieden hatten, nämlich eine blande benigne und eine mit entzündlichen Glomerulusveränderungen einhergehende maligne. Sie erörtern ausführlich die Befunde und Interpretationen der „Altvorderen" und anerkennen voll inhaltlich die Beobachtungen von Fahr.

So weit, so gut. *Was verdanken wir Fahr sonst?*

Untersuchungen zum Rheumaproblem,
besondere Formen sog. Myokardschäden und
die „Fahr'sche Erkrankung" der Hirnstammgefäße (z. B. bei schwachsinnigen Kindern)!

Kaum war Fahr nach Hamburg zurückgekehrt, fesselte ihn das *Rheumaproblem* (1918), zunächst unter dem Bild des Rheumatismus nodosus. Wenig später bearbeitete er die Herz- und Gelenkveränderungen bei Gelenkrheumatismus und Scharlach (1921). Es konnte nicht ausbleiben, daß er in eine kritische Auseinandersetzung mit Siegfried Gräff (dem Schwiegersohn von Ludwig Aschoff) geriet. Das Aschoff-Geipel'sche Knötchen war von vornherein darauf verdächtig, Folge einer spezifischen Infektion zu sein. Es findet sich in klassischer Form nur am (im) menschlichen Herzen. Für Gräff war Rheumatismus nur ein Symptom, d. h. eine Krankheit, welche im allgemeinen mit Schmerzen einhergeht. Allein diese Auffassung erschien „eigenwillig", denn klassische Rheumaformen (Myocarditis) sind schmerzfrei. Fahr (1929) schuf den Begriff der *„rheumatischen Granulomatose"*, d.h. einer generalisierenden fieberhaften makrophagocytären Granulombildung und setzte sich immer wieder mit Gräff auseinander (1941). Der eine von uns (W. D.) hat sich mit dem Rheumaproblem mehrfach beschäftigt (1970; Doerr und Quadbeck 1970). Ihm hat sich die Fahr'sche Konzeption im Rahmen sog. klinisch-pathologischer Konferenzen hundertfach bewährt.

Schon in Fahrs erster Hamburger Zeit beschäftigte ihn der *alkoholische Myokardschaden* (1910): Er untersuchte die Herzen von 71 Säufern, und zwar nicht nur das Myokard (in regelrechter Weise), sondern die spezifische Muskulatur, die Herzganglien und den Nervus vagus. Hier fand er eine „Neuritis", an den Ganglien aber keine groben Veränderungen, in einem Falle mit Adams-Stokes-Komplex ein septal gelegenes syphilitisches Gummi, in 32 Fällen ein „Fettherz". Kaum in Mannheim aktiv geworden, legte er eine planmäßige Untersuchung „Zur Frage der Ganglienzellen im menschlichen Herzen" vor (1910). Obwohl er gelegentlich „Verdämmerung" der Nissl-Granula in den Ganglienzellen auf Flachschnitten durch die Vorhofdächer gefunden hatte, schienen ihm die Befunde zu unsicher, sowohl nach Zahl der befallenen Ganglien, als nach Stärke der Ausprägung. So kam Fahr zu dem Schluß, daß die Ganglien entweder „beim Versagen der Herztätigkeit keine Rolle spielen", oder daß „wir mit den uns bisher bekannten Methoden nicht imstande" sind, etwaige Veränderungen nachzuweisen. Von „Transmittern" war 1910 natürlich nicht die Rede.

In der zweiten Hamburger Zeit verfolgte er die Frage des „Kropfherzens" (1921) und sehr eigenartige Fälle exzessiver Lipofuscinose (also brauner Entartung) des Myokard (1929). Wir vermuten, daß es sich um eine „Drogenkardiomyopathie" gehandelt hatte, „Hungerherzen" scheinen nicht vorgelegen zu haben.

Eine letzte Besonderheit sei angemerkt: Fahr entdeckte das Krankheitsbild der *idiopathischen Verkalkung der Hirngefäße*. Es handelt sich um Pseudokalk, dessen genauere Zusammensetzung noch nicht geklärt ist. Wir haben nur einen einzigen Fall selbst beobachtet, betreffend ein verhaltensgestörtes 5 Jahre alt gewordenes Mädchen.

Wir können unseren Bericht über diesen großen Pathologen pfälzischer Abstammung nicht beenden, ohne Folgendes anzumerken: Ende des 2. Krieges als Hamburger Odinarius war er im Sinne der damaligen, von der Besatzungsmacht verfügten „Ordnung" völlig „unbelastet". Er wandte sich mit aller Kraft dem Wiederaufbau des Universitätsbetriebes zu. Allein, eine seinem pfälzischen Temperament entsprungene kritische unvorsichtige Äußerung trug ihm die Suspendierung vom Amte ein. Er ertrug die unverdiente Kränkung nicht, fiel –, wie schon lange nicht mehr – in eine tiefe Depression und nahm sich in der Nacht zum 29. October 1945 das Leben! Sein Ehrgefühl konnte mit der ihm zuteil gewordenen Disziplinierung nicht fertig werden. Wer ein Zeitgenosse der Jahre 1945/1946 war, versteht Fahrs Handlung gut; er leidet mit ihm und hält sein Andenken in bewundernder Verehrung.

Anhang

Zu den Pathologen „rheinpfälzischer" Wesensgestaltung gehören noch

Prof. Dr. Paul Schneider (1879–1961),
Prof. Dr. Robert Hanser (1884–1957) und
Prof. Dr. Carl-Heinz Velten (1908–1975)

Wenn wir einige Bemerkungen zu ihrer Arbeit „anhangsweise" anführen, dann nur deshalb, weil es ihnen, aus welchen Gründen auch immer, nicht vergönnt gewesen war, in die „erste wissenschaftliche Linie" der zeitgenössischen Pathologen einzurücken.

Paul Schneider war der erste Prosektor des neugegründeten Pathologischen Institutes der Stadt *Darmstadt*. Er stammte aus Ludwigshafen/Rhein (21.04.1879), studierte in Berlin und Heidelberg, wurde 1902 mit „summa cum laude" ebenfalls in Heidelberg promoviert und arbeitete von 1903 bis 1922 unter J. Arnold und P. Ernst am Pathologischen Institut in Heidelberg. Er war ein sorgfältiger Beobachter, und es heißt, er habe unabhängig von Schaudinn und Hofmann die Spirochaeta pallida gesehen. Er sei zu bescheiden gewesen, seine Befunde zu veröffentlichen, obwohl er anerkanntermaßen ein guter Kenner der geweblichen Veränderungen der Lues connata gewesen war. Ähnlich ging es 20 Jahre später mit der Listeriose. Er erkannte zwar, daß in miliaren Lebernekrosen von Kleinkindern versilberbare Stäbchen lagen, daß es sich nicht - wie man in den 20-er Jahren annahm - um luische Veränderungen handelte, aber Murray, Webb und Swann kamen ihm in der Klärung, d.h. in der taxonomischen Frage dieser Bakterien (Listeria monocytogenes) zuvor. Im übrigen war Schneider ein guter Kenner der Mißbildungen des HNO-ärztlichen Bereiches und der Urogenitalorgane. – Schneiders Verdienst war die Entwicklung der Pathologie in Darmstadt von 1922 bis 1947. Er starb am 29.09.1961 an einer Pneumonie bei Bronchuscarcinom. – Schneiders Leben erfüllte sich im Sektionssaal. Er wurde 1922 bei Paul Ernst habilitiert, aber erst im Frühjahr 1944 zum Professor ernannt. Wir sehen Schneiders Hauptverdienst darin, in Darmstadt den „anatomischen Gedanken" heimisch gemacht zu haben. Die sehr aufgeschlossene, ja fortschrittsgläubige hessische Bevölkerung war „autopsiefreundlich" eingestellt. Schneider war ein glänzender Beobachter. Der eine von uns (W. D.) hat bei ihm das

Sezieren gelernt. Seine Demonstrationen im Rahmen des Städtischen Krankenhauses waren gut vorbereitet und durchdacht. Einzelheiten bei Nusselt (1970).
Robert Hanser wurde am 16.01.1884 als Sohn eines Direktors der BASF in Mannheim geboren. Er war nach Studium in Straßburg, München, Heidelberg und Rostock in den Arbeitskreis des aus dem Heidelberger Institut hervorgegangenen, glänzend begabten Ernst Schwalbe geraten. Er wurde bei Schwalbe promoviert (1909) und habilitiert (1913). Während des 1. Weltkrieges bot sich eine, wie ihm schien, günstige Stelle bei Friedrich Henke in Breslau. Er versorgte dort u.a. ein nicht-akademisches Krankenhaus eigenverantwortlich und wurde mit 33 Jahren am 27.12.1917 a.o. Professor. Im Jahre 1921 wurde in Ludwigshafen/Rhein der Arbeitsbereich der Pathologie grundlegend neu gestaltet und erweitert. Die Stelle des Institutsdirektors wurde ausgeschrieben, und es bewarben sich fünf qualifizierte Collegen. Unter diesen wurde der Professor an der Universität Breslau Dr. R. Hanser ausgewählt. Hanser nahm an und gestaltete den Bau eines leistungsfähigen Pathologischen Institutes. Derlei war trotz allerbesten Willens der Stadtverwaltung unter dem Druck der damaligen französischen Besatzung nicht einfach. Hanser erreichte viel durch persönliche Bescheidenheit, Geduld, Sachverstand und umfassende Bildung. Er leitete und entwickelte ein leistungsfähiges Institut, in dem auch Gerichtliche Medizin, Serologie und Bakteriologie vertreten waren. Hanser hatte gute Beziehungen zur Forschungsabteilung der BASF, wodurch Fragen der Gewerbepathologie an ihn herangetragen wurden. Er leitete 30 Jahre lang (1921–1951) die Pathologie in Ludwigshafen und leistete als Krankenhausdirektor und Leiter der staatlichen Krankenpflegeschule Bedeutendes. Er wurde am 01.04.1951 in den Ruhestand versetzt und starb am 07.12.1957 an den Folgen eines Gefäßleidens (Velten 1958/59). Hansers Bedeutung für den Wiederaufbau und die innere Gestaltung des Klinikum der Stadt Ludwigshafen, – man denke an die materiellen Schwierigkeiten nach dem 1. und die substantiellen nach dem 2. Krieg – wurde von W. v. Hippel (1992) überzeugend dargestellt. Als Wissenschaftler hat sich Hanser einen Namen vor allem durch seine Beiträge zum Handbuch von F. Henke und O. Lubarsch gemacht. Er behandelte sehr sorgfältig die „Mißbildungen der Leber", „Atrophie, Nekrose, sog. Degenerationen d. Leber" (1930), „Gallenblase und Gallenwege" (1929). Aus seiner Feder stammen mehr als 50 Miszellen und ein Lehrbuch für die Ausbildung der Heilhilfsberufe (Mitglieder der Krankenpflegeschule). Was Hanser ausgezeichnet hatte, waren Lauterkeit des Wesens, persönliche Bescheidenheit und die Gabe, seinen Schülern ein zuverlässiger Lehrer zu sein.
Carl-Heinz Velten wurde am 09. April 1908 in Bradford (England) als Sohn des kgl. Bayerischen Majors und nachmaligen Landesökonomierates Franz Xaver Velten und seiner Ehefrau Anna Maria geb. Henrich geboren. Die Eltern waren in Speyer/Rhein ansässig. Dort hat Velten das Humanistische Gymnasium durchlaufen (Reifeprüfung 1927) und entscheidende Impulse für das ganze Leben erhalten. Diese Stadt, die durch den Kaiserdom geprägt, durch die wechselvolle politische

Geschichte gezeichnet wurde, hat ihm unendlich viel bedeutet. Ihr ist er sein ganzes Leben treu geblieben. Velten studierte ausschließlich in Heidelberg. Er wurde 1934 mit einer Arbeit über „Universelle Nabelschnurtorsion" promoviert. Schon als Student arbeitete Velten im Pathologischen Institut als Adjunkt von Walter Pagel und Hans Wurm. Velten gehörte dem Institut bis 1949, dem Zeitpunkt der Emeritierung von Alexander Schmincke, an. Dort durchlief er alle Stationen vom Medizinalpraktikanten bis zum apl. Professor. Die Habilitation erfolgte am 29. November 1939 mit einer Arbeit über das weibliche Scheinzwittertum, das Colloquium vor der Fakultät hatte das Thema „Infektion, Exposition und Disposition, dargestellt am Beispiel der Tuberkulose des Menschen". Velten wurde 1940 zum Dozenten, 1941 zum Facharzt für Pathologie, 1949 zum apl. Professor ernannt. Während des Krieges war Velten Führer der sog. Studentenkompanie in Heidelberg und hat vielen Menschen geholfen, durch die Mühen der Zeit zu finden. Er half gern und aus innerem Bedürfnis, wo immer er konnte. Vom 01. Januar 1950 bis zum 31. März 1951 leitete Velten vertretungsweise das Pathologische Institut Mannheim und vom 01.04.1951 bis zum 30.04.1973 das Pathologische Institut der Städtischen Krankenanstalten Ludwigshafen/Rhein. Jetzt war Velten sozusagen definitiv und von Amts wegen in die pfälzische Heimat zurückgekehrt. Hier leistete er eine gute Aufbauarbeit: Er betreute nicht nur pathologische Anatomie und Histologie, sondern Abteilungen für Bakteriologie und Serologie. Velten war gleichzeitig Hilfsarzt beim Staatlichen Gesundheitsamt Ludwigshafen und in dieser Eigenschaft Gerichtsarzt in Rheinland-Pfalz. Er leitete, wie schon sein Amtsvorgänger, die staatlich anerkannte Krankenpflegeschule und die Schule für medizinisch-technische Assistentinnen bei den Städtischen Krankenanstalten Ludwigshafen. Velten war Vorsitzender des Fortbildungsausschusses der Landesärztekammer Rheinland-Pfalz und Mitglied des Deutschen Senates für ärztliche Fortbildung. Im übrigen betreute er die Medizinische Gesellschaft Ludwigshafen. In Anerkennung der Summe aller Bemühungen und Erfolge wurde ihm am 15.04.1964 die Ernst von Bergmann-Plakette der Deutschen Ärzteschaft verliehen.

Velten hatte schon 1946 die Erlaubnis erworben und behalten, sich als freischaffender Pathologe in seiner Heimatstadt Speyer niederzulassen. So schuf er sozusagen nebenberuflich das „Institut für angewandte Pathologie" am St. Guido-Stiftsplatz in Speyer. Nach seiner Versetzung in den Ruhestand fand er hier Erfüllung und das Glück regelmäßiger Tagespflichten. Das Leben Veltens war der rastlosen Arbeit gewidmet. Er war mit Trude geb. Merbecks verheiratet und hatte ein festes Heim, dessen Geborgenheit ihn beglückte.

Veltens wissenschaftliche Arbeit galt der Tuberkuloselehre im Sinne von Schmincke, Pagel und Wurm. Das bedeutete, daß die Lehre von Ranke durch die Erkenntnisse der modernen Allergieforschung erweitert und ausgebaut wurde. Velten hatte eine tiefe Liebe zur Neuropathologie, gefördert durch Schmincke und Hugo Spatz. Velten war ein besonderer Kenner der gynäkologischen und odontologischen Histopathologie. Er war kein Entdecker oder Erfinder, aber ein glänzender Obduzent und hochgeachteter akademischer Lehrer.

Velten starb am 13. December 1975 an den Folgen eines Carcinomes der Sigma-Rectum-Grenze. Wer diesen temperamentvollen Pfälzer und gebildeten Menschen jemals kennenlernen durfte, wird ihn nicht vergessen (Doerr 1976).

Das von ihm geschaffene Institut am St. Guido-Stiftsplatz ist nicht nur erhalten geblieben, sondern ausgebaut worden. Diese „Metastase" Velten'scher Organisationsgabe steht heute unter der erfolgreichen Leitung von Professor Wolf Bersch.

ALTERIUS NON SIT; QUI SUUS ESSE POTEST!

Literaturverzeichnis

1. Albrecht, E.: Die Erlahmung des hypertrophischen Herzmuskels. Frankf. Zschr. Path. 2:627–635 (1909)
2. Arnold, J.: Anatomische Beiträge zu der Lehre von den Schußwunden, gesammelt während der Kriegsjahre 1870 und 1871 in den Reservelazarethen zu Heidelberg. Heidelberg: Fr. Bassermann 1873
3. Arnold, J.: Ueber den Kampf des menschlichen Körpers mit den Bakterien. Akademische Prorektoratsrede, gehalten am Karl-Friedrichs-Tage, den 22. Nov. 1888. Heidelberg: C. Winter, 2. Abdruck, 1889
3. Arnold, J.: Über Plasmastrukturen und ihre funktionelle Bedeutung. Jena: G. Fischer 1914
4. Aschoff, L.: Thrombose und Sandbankbildung. Beitr. path. Anat. 52:205–212 (1912)
5. Aschoff, L.: Thrombose. In: L. Aschoff: Vorträge. Jena: G. Fischer 1925, S. 230–252
6. Aschoff, L.: Die Pfropfbildung (Thrombose). In: L. Aschoff: Lehrbuch Path. Anatomie Bd. I. Jena: G. Fischer, 8. Auflage, 1936, S. 402–413
7. Askanazy, M.: F. W. Zahn † Verh. dtsch. path. Gesellschaft 9:331–341 (1905/06)
8. Benditt, E. P.: Implications of the monoclonal character of human atherosclerotic plaques. Beitr. Path. 158:405 (1976)
9. Bizzozero, J.: Ueber einen neuen Formbestandteil des Blutes und dessen Rolle bei der Thrombose und Blutgerinnung. Virchows Archiv 90:261–332 (1882)
10. Bleyl, U.: Arteriosklerose und Fibrininkorporation. Berlin-Heidelberg-New York: Springer 1969
11. Bleyl, U. and J. A. Rossner: Globular hyaline microthrombi. Virchows Archiv, A, 370:113–128 (1976)
12. Böhmig, R. und B. Krückeberg: Untersuchungen über die diagnostischen Schwierigkeiten bei chronischen Veränderungen der Miltralklappe. Beitr. path. Anat. 94:163 (1934)

13. Bohle, A., Christensen, J., Großmann, T., Inniger, R., Cavalcanti de Oliveira, V. und M. Wehrmann: Über die benignen und malignen Nephrosklerosen. Vergleichende klinische und morphologische Untersuchungen an 792 Fällen. Der Pathologe 20:263 (1981)
14. Bollinger, O.: Über traumatische Spätapoplexie. Ein Beitrag zur Lehre von der Hirnerschütterung. Internationale Beiträge zur wissenschaftlichen Medizin. Festschr. f. Rudolf Virchow, Bd. 2 (1891), S. 457–464. Berlin: August Hirschwald
15. Bollinger, O.: Über idiopathische Herzvergrößerung. Festschr. d. med. Facultät der Univ. München zur Feier des fünfzigjährigen Doctor-Jubiläums des Max von Pettenkofer. München 1893
16. Bräunig, G. und W. Doerr: Vor 100 Jahren: Friedrich Wilhelm Zahn definiert endgültig den Abscheidungsthrombus. Der Pathologe 12:226–229 (1991)
17. Brunner, C. und W. v. Muralt: Aus den Briefen hervorragender Schweizer Ärzte des 17. Jahrhunderts. Basel: Benno Schwabe 1919
18. Buess, H.: Marksteine in der Entwicklung der Lehre von der Thrombose und Embolie. Gesnerus 12:157–189 (1955)
19. Dietrich, A.: Thrombose. Ihre Grundlagen und ihre Bedeutung. Berlin und Wien: Julius Springer 1932
20. Doerr, W.: Indicatoruntersuchungen an der Niere mit Triphenyltetrazoliumchlorid. Virchows Archiv 321:537 (1952)
21. Doerr, W.: Wilhelm Erb zum Gedächtnis. Heidelberger Jahrbücher 10:22–28 (1966)
22. Doerr, W.: Allgemeine Pathologie der Organe des Kreislaufs. In: F. Büchner, E. Letterer, F. Roulet: Handbuch der Allgemeinen Pathologie, Bd. 3, Teil 4, S. 205 ff. Berlin-Heidelberg-New York: Springer 1970
23. Doerr, W.: Geschichte und Problemgeschichte der pathologischen Anatomie. In: W. Doerr: Organpathologie, Bd. I. Stuttgart: Gg. Thieme 1974, S. 1-13
24. Doerr, W.: Carl-Heinz Velten (09.04.1908–13.12.1975). Verh. Dtsch. Ges. Path. 60:503–507 (1976)
25. Doerr, W.: Jean Cruveilhier, Carl v. Rokitansky, Rudolf Virchow. Virchows Archiv, A, 378:1 (1978)
26. Doerr, W.: Cohnheims Entzündungslehre und die aktuelle Debatte. Zbl. Path. 130:299–306 (1985)
27. Doerr, W. Der anatomische Gedanke und die Heidelberger Medizin. In: G. Frhr. zu Putlitz und W. Doerr: Semper apertus, Bd. 4, S. 92–125. Heidelberg: Springer 1985
28. Doerr, W.: Über den Krankheitsbegriff. Sitzungsberichte der Heidelberger Akademie der Wissenschaften, mathematisch-naturwissenschaftl. Klasse, Jahrgang 1989, 2. Abhandlung. Heidelberg: Springer 1989
29. Doerr, W. und V. Becker: Das morphologische Äquivalentbild der Niere nach experimenteller Vergiftung mit Zyankalium und Malonsäure. Dtsch. Ges. Path. 35:222 (1951)
30. Doerr, W. und G. Quadbeck: Allgemeine Pathologie. Berlin-Heidelberg-New York: Springer 1970, S. 146
31. Dove, A.: Großherzog Friedrich von Baden als Landesherr und deutscher Fürst. Heidelberg: C. Winter 1902
32. Dürck, H.: Untersuchungen über die pathologische Anatomie der Beri-Beri. Supplement NR. 8 der Beitr. path. Anat. (herausgegeben von L. Aschoff und F. Marchand). Jena: G. Fischer 1908
33. Dürck, H.: Otto v. Bollinger. Münch. med. Wschr. 56:2058–2064 (1909)
34. Eberth, J. C. und C. Schimmelbusch: Ueber Thrombose beim Kaltblüter. Virchows Archiv 108:359-381 (1887)

Die Pathologen der Rheinpfalz 57

35. Eberth, J. C. und C. Schimmelbusch: Die Thrombose nach Versuchen und Leichenbefunden. Stuttgart 1888
36. Enigk, K.: Geschichte der Helminthologie im deutschsprachigen Raum. Stuttgart-New York: Gustav Fischer 1986
37. Ernst, P.: Julius Arnold. Münch. med. Wschr. 1915, Nr. 11, S. 370–372.
38. Ernst, P.: Julius Arnold in seinen Arbeiten. Sitzungsberichte der Heidelberger Akademie der Wissenschaften, mathematisch-naturwissenschaftl. Klasse, Abt. B. Heidelberg: C. Winter 1916
39. Ernst, P.: Epochen der Medizin seit 75 Jahren. Festschrift auf Heinrich Zangger. Zürich: Rascher und Cie 1934, S. 1 ff
40. Eternod, A. C. F.: Friedrich Wilhelm Zahn † Anatomischer Anzeiger 25:Nr. 22 (1904)
41. Fahr, Th.: Anatomische Beiträge zur Frage der Herzinsuffizienz. Verh. dtsch. path. Ges. 14:105-111 (1910)
42. Fahr, Th.: Zur Frage der Ganglienzellen im menschlichen Herzen. Zbl. f. Herzkrankheiten 2 No. 5–6 (1910)
43. Fahr, Th.: Zur Frage des Rheumatismus nodosus. Zbl. Path. 29:625 (1918)
44. Fahr, Th.: Beiträge zur Frage der Herz- und Gelenkveränderungen bei Gelenkrheumatismus und Scharlach. Virchows Archiv 232:134 (1921)
45. Fahr, Th.: Zur Frage des Kropfherzens und der Herzveränderungen bei Status thymicolymphaticus. Verh. dtsch. path. Ges. 18:159 (1921)
46. Fahr, Th.: Pathologische Anatomie des Morbus Brightii. In: F. Henke und O. Lubarsch: Handb. spez. path. Anat. u. Histologie, Bd. 6/Tl. I. Berlin: Julius Springer 1925
47. Fahr, Th.: Braune Pigmentierung des Herzens und Herzinsuffizienz. Klin. Wschr. 8:693 (1929)
48. Fahr, Th.: Beitrag zur Frage der rheumatischen Granulomatose (Polyarthritis rheumatica; Rheumatismus infectiosus Gräff). Klin. Wschr. 8:1995 (1929)
49. Fahr, Th.: Idiopathische Verkalkung der Hirngefäße. Zbl. Path. 50:129 (1930)
50. Fahr, Th.: Die rheumatische Granulomatose (rheumatisches Fieber, Rheumatismus infectiosus specificus, Rheumatismus verus) vom Standpunkt des Morphologen. Erg. inn. Med. u. Kinderhk. 54:357 (1938)
51. Fahr, Th.: Kurze Bemerkungen zu der Arbeit von Gräff „Rheumasymptttom und rheumatische Erkrankungen", in Bd. III, Heft 11 (1940), dieser Z. Z. Rheumaforschung, 4:77 (1941)
52. Fahr, Th.: Die Morphologie des Morbus Brightii. In: E. Becher: Nierenkrankheiten, Bd. 1, S. 587. Jena: G. Fischer 1944
53. Fischer, B.: Eugen Albrecht † Verh. dtsch. path. Ges. 13:416–422 (1909)
54. Fürbringer, M.: Heidelberger Professoren aus dem 19. Jahrhundert. Festschr. zur Zentenarfeier ihrer Erneuerung durch Karl Friedrich. Heidelberg: C. Winter 1903, S. 4 ff
55. Gierke, E. v. (Karlsruhe): Julius Arnold. Verh. Dtsch. Path. Ges. 28:337-340 (1935)
56. Goethe, J. W.: Zur Naturwissenschaft überhaupt, besonders zur Morphologie. Stuttgart und Tübingen: Cotta Bd. I (1817)
57. Hellpach, W.: Die geopsychischen Erscheinungen, 2. Aufl. Leipzig: W. Engelmann 1917
58. Heupel, C. (Hrsg.): Die Pfalz auf der Suche nach sich selbst. Landau (Pfalz): Pfälzische Verlagsanstalt 1983
59. Hippel, Wg. v.: Zum Wohle der Kranken. Vom Hospital zum Klinikum der Stadt Ludwigshafen am Rhein.

60. Höpker, W.-W.: Obduktionsgut des Pathologischen Institutes der Universität Heidelberg 1841–1972. Veröffentlichungen aus der Forschungsstelle für Theoretische Pathologie. Heidelberg: Springer 1976
61. Jaspers, K.: Allgemeine Psychopathologie, 4. Auflage, S. 715. Berlin und Heidelberg: Springer 1946
62. Kollnig, C.: in: C. Heupel 1983
63. Kuhn, W. und K. Ryffel: Hoppe-Seylers Zschr. d. Physiol. Chemie 276:145 (1942)
64. Laas, E.: Theodor Fahr (03.10.1877–29.10.1945). Verh. dtsch. Ges. Path. 34. Beiheft S. 14–17 (1951)
65. Montegazza, P.: zitiert nach Bizzozero
66. Netter, H.: Theoretische Biochemie. Berlin-Göttingen-Heidelberg: Springer 1959, S. 730–731
67. Nissl, F.: Die Neuronenlehre und ihre Anhänger. Ein Beitrag zur Lösung des Problems der Beziehungen zwischen Nervenzelle, Faser und Grau. Jena: G. Fischer 1903
68. Nonne, M.: Anfang und Ziel meines Lebens. Hamburg: Hans Christians 1976, 3. Aufl.
69. Nusselt, St.: Die Geschichte des Pathologischen Institutes der Städtischen Kliniken Darmstadt. I. D. med. Heidelberg 1970
70. Oberndorfer, S.: Hans Schmaus † Verh. dtsch. path. Ges. 10:289–292 (1906/07)
71. Pantel, J.: Die Institutionalisierung der Pathologischen Anatomie an den deutschsprachigen Universitäten im 19. Jahrhundert. Inaugural. Diss. med. Heidelberg 1990
72. Quadbeck, G.: Die Neurochemie und ihre Entwicklung als Hilfswissenschaft für die Klinik. Ärztl. Praxis 25:27 (1973)
73. Rieder, R.: Carl Weigert. Gesammelte Abhandlungen Bd. II, S. 533 ff. Berlin: Julius Springer 1906
74. Riehl, W. H.: Die Pfälzer, 1856. In: C. Heupel (1983), S. 91 ff.
75. Rössle, R.: Otto v. Bollinger. Zbl. Path. 21:368–370 (1909)
76. Rössle, R.: Otto von Bollinger † Verh. dtsch. path. Ges. 14:368–370 (1910)
77. Saeger, W.: Morris Simmonds und seine Bedeutung als Hypophysenforscher aus heutiger Sicht. Der Pathologe 14:117–119 (1993)
78. Schaab, M.: Geschichte der Kurpfalz. Bd. 1 – Mittelalter 1988. Bd. 2 – Neuzeit 1992. Stuttgart-Berlin-Köln: W. Kohlhammer
79. Schmaus, H.: Zum 50. Geburtstag Otto Bollingers. Münch. med. Wschr. 40:249–250 (1893)
80. Schmincke, A.: Endokardiale Taschenbildung bei Aorteninsuffizienz. Virchows Archiv 192:50–52 (1908)
81. Snell, B.: Die Entdeckung des Geistes. Studien zur Entstehung des europäischen Denkens bei den Griechen. Göttingen: Vandenhoeck u. Ruprecht, 6. Auflage, 1986
82. Spatz, H.: Zur Erinnerung an Franz Nissl. Münch. med. Wschr. 09. August 1929, S. 1339
83. Spatz, H.: Franz Nissl (1860–1919). In: Kurt Kolle: Große Nervenärzte, Bd. 2, S. 13. Stuttgart: Gg. Thieme 1959
84. Spielmeyer, W.: Histopathologie des Nervensystems. Berlin: J. Springer 1922
85. Spielmeyer, W.: Die Anatomie der Psychosen (Teil 7). In: Oswald Bumke: Handbuch der Geisteskrankheiten, XI. Bd., Spezieller Teil VIII. Berlin: J. Springer 1930
86. Thoenes, Wg.: Mikromorphologie des Nephron nach temporärer Ischämie. Stuttgart: Gg. Thieme 1964
87. Thoenes, Wg.: Pathologie der Niere. 75. Tgg. Dtsch. Ges. Path. in Koblenz. Stuttgart: G. Fischer 1989

Thoenes, W.: Klinische Pathologie des Glomerulus – Vom Phänomen zur Entität. Verh. Dtsch. Ges. Path. 73:39 (1989)

Unterharnscheidt, Fr.: Zum Problem der sog. Bollinger-Spätapoplexie. In: Doerr-Seifert-Uehlinger, Bd. 13/VI., B, Spezielle Pathologische Anatomie. Berlin-Heidelberg-New York: Springer 1993, S. 456–465

Velten, C. H.: Robert Hanser (16.01.1884-07.12.1957) Verh. Dtsch. Ges. Path. 42:481–485 (1958/59)

Virchow, R.: Hundert Jahre allgemeiner Pathologie. Festschrift zur 100-jährigen Stiftungsfeier des medicinisch-chirurgischen Friedrich-Wilhelms- Instituts. Berlin: A. Hirschwald 1895, S. 589–628

Volhard, F.: Die doppelseitigen hämatogenen Nierenerkrankungen (Bright'sche Krankheit). Berlin: J. Springer 1918

Volhard, F.: Nierenerkrankungen und Hochdruck. Leipzig: J. A. Barth 1942

Volhard, F. und Th. Fahr:: Die Bright'sche Nierenkrankheit. Klinik, Pathologie und Atlas. Berlin: J. Springer 1914

Wohlrab, F. und Ul Hennoch: Zum Leben und Wirken von Carl Weigert (1845–1904) in Leipzig (1878–1885). Zbl. Path. 134:743–751 (1988)

Zahn, F. W.: Zur Lehre von der Entzündung und Eiterung. Inaug. Diss. med. Bern. Heidelberg 1871, gedruckt bei C. F. Winter in Darmstadt!

Zahn, F. W.: Untersuchungen über Thrombose. Centralbl. Med. Wiss. 9:129–130 (1872)

Zahn, F. W.: Untersuchungen über die Bildung von Thromben. Virchows Archiv 62:81–124 (1875)

Zahn, F. W.: Ueber einen Fall von Endarteriitis verrucosa. Virchows Archiv 72:214–217 (1878)

Zahn, F. W.: Mitth. a. d. path. anat. Institut zu Genf, Bd. 72, S. 198–206 (1878)

Zahn, F. W.: Mittheilungen aus dem pathologisch-anatomischen Institut zu Genf. Virchows Archiv 73:161–166 (1878)

Zahn, F. W.: Surle sort des tissus implantés dans l'organisme. Genève: Ramboz et Schuchardt: Congrès médical international, 1878, pp. 3–10

Zahn, F. W.: De la formation des thrombus. Rév. médicale de la Suisse Romande 1881, p. 18

Zahn, F. W.: Mittheilungen aus dem pathologisch-anatomischen Institut zu Genf. I. Über Geschwulstmetastasen durch Capillarembolie. Virchows Archiv 117, S. 1–51 und S. 209–227 (1889)

Zahn, F. W.: Ueber die Rippenbildung an der freien Oberfläche der Thromben. In: Internationale Beiträge zur wissenschaftlichen Medizin. Festschrift für Rudolf Virchow, Bd. II. Berlin: August Hirschwald 1891, S. 201–215

Zahn, F. W.: Mittheilungen aus dem pathologisch-anatomischen Institut zu Genf. Virchows Archiv 123:197–229 (1891)

Zahn, F. W.: Ueber einige anatomische Kennzeichen der Herzklappeninsuffizienzen. Verh. d. Congresses f. Innere Medizin XIII:351–369 (1895)

Zollinger, H. U.: Niere und ableitende Harnwege. In W. Doerr und E. Uehlinger: Spezielle pathologische Anatomie Bd. 3. Berlin-Heidelberg-New York: Springer 1966

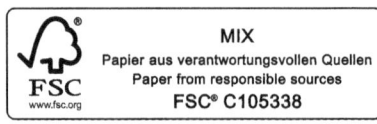

If you have any concerns about our products,
you can contact us on
ProductSafety@springernature.com

In case Publisher is established outside the EU,
the EU authorized representative is:
**Springer Nature Customer Service Center GmbH
Europaplatz 3, 69115 Heidelberg, Germany**

Printed by Libri Plureos GmbH
in Hamburg, Germany